発達障害診療の手引き

地域支援で医師にできること

広瀬宏之

Hirose Hiroyuki

岩崎学術出版社

はじめに

発達障害の診療や支援をしている医師に向けた手引きをお届けする。

筆者は元々小児科医で、地域の療育センターにおいて、百名前後のスタッフと一緒に発達障害のチーム支援に携っている。療育センターは専門機関とされるが、子どもの発達とその環境の評価をし、発達特性による困難が軽減するよう、〝生活モデル〟に則ってサポートをしているだけである。

最近では発達障害の概念が拡大し、その頻度は一割くらいと見積もられている。本書では小児期の支援を中心に述べるが、成人はもとより高齢者にも発達障害の概念は波及している。

筆者の周辺でも、日常生活に大きな支障がない段階での相談が増えている。東洋医学でいえば「未病」の状態での相談である。とても良い傾向だと思う。

これまでの精神医学では、生活に支障がなければ障害という診断をせず、支援も滞りがちであった。でも、発達特性による日々の困難さを放置すると、本当の障害に発展しかねない。「発病には至らないものの、健康な状態から離れつつある状態」での相談をしっかりと受け止めて、特性段階での予防的対応を大切にしたいと思っている。

さて、医師と言っても立場や経験もいろいろで、何を書いていくか、迷うところもあった。発達支援は〝医療モデル〟では困難で、医師ができることも多くはない。本書では自分が携っている支援、つまり地域を広範にカバーする療育センターでの取り組みを中心に、支援において医師のできること、医師の立場で留意すべきことなどを述べてみた。医師向けとはしたものの、発達障害の地域支援について広く述べたつもりである。医師でない支援者にもお読みいただけると嬉しい。

なお、一つの項目は見開きに納めるようにした。どこから読んでいただいても良いと思う。コラムでは本文で触れられなかったことを補足したつもりだが、その分、独自色が強くなったかもしれない。

ともあれ、本書を参考に、それぞれの立場での支援を工夫していただけると幸いである。そしてそれによって発達障害の皆さんの生活が少しでも穏やかなものになり、元々の特性が資質や才能として開花して適材適所の人生を送っていけるようになることを祈っている。

本書がその一助になれば、これにすぐる喜びはない。

目次

第2章　面接のコツ

第3章　初診――出会う前から診断告知まで

第10章　併存症への対応

第11章　マルトリートメントへの対応

第1章　発達障害支援の概要と医師の役割

（1）発達障害とは

発達障害は先天的な脳機能障害に由来する日常生活の障害である。ここでは障害の示す内容が議論になる。まず脳機能障害であるが、脳性麻痺のように本当の機能不全の場合もあれば、自閉スペクトラム症のように機能の凸凹と言うべき場合もある。なので、先天的な脳機能不全というよりも、広く生まれつきの凸凹（得手・不得手）と考える。次いで日常生活の障害とは日々の困りごとである。〈発達障害＝発達の凸凹＋日常生活の困りごと〉である。これをベースに支援を考える。

本書で大切にするのは、脳機能障害や凸凹の原因を追求することではなく、日常生活の困りごとの軽減である。つまり〝生活モデル〟の支援である。「病巣を検査で特定して治療によってそれを無きものにする」という〝医学モデル〟からは外れていることがお分かりいただけると思う。さて、発達障害は〝症候群〟でもある。ＤＳＭ－５などの診断基準を見れば分かるように、複数の臨床所見の組み合わせによって診断名が付与される。身体疾患と異なるのは、そこに器質的な、あるいは遺伝子レベルでの原因が同定されていないことである。さらに、時代や環境によっても診断名は異なってくる。発達障害の診断名は治療のためではなく、支援のための手がかりでしかない。

本書では発達障害を①～⑥のように広く捉えていく（狭義の発達障害は①～④である）。

①自閉スペクトラム症（ＡＳＤ）　コミュニケーションの量的・質的な発達遅滞、興味や感覚のア

ンバランスさ、協調性の未熟さなどが主症状である。能力間の凸凹が強い場合は特に、得意なことを資質や才能として伸ばしていくことが、ノーベル賞や歴史に残る発明・作品を生む道となる。

②注意欠如・多動症（ADHD）　多動・衝動は動作と情動の抑制機能の発達遅滞であり、不注意は時間・空間的な注意配分の発達遅滞と考えられる。唯一、病態に迫る薬物療法が可能な状態である。

③限局性学習症（SLD）　読字障害・書字障害・算数障害に分類される。知的な遅れを含め、これ以外の発達障害を除外して初めて診断がなされる状態であり、誤解や誤診がとても多い。

④発達性協調運動症　いわゆる不器用と考えられてきた状態である。運動のみならず、学習にも広く影響を及ぼす。これ以外の発達障害同様、根性論では決して片付けられない状態である。

⑤知的発達症　知能の発達が遅れている状態である。発達障害と別に含める考えもあるが、本書では支援の便宜上から発達障害に含めて考える。なお、知能指数が70～85の「境界知能」の状態は、実質的には遅れの状態にあるため、的確な理解と支援がなければ徐々に不適応が増悪していく。

⑥運動発達遅滞　脳性麻痺やダウン症などが一例である。発達要因から日常生活に困難が生じており、ここでは発達障害に含めて考える。これ以外の発達障害の併存を見逃さないようにしたい。

近年では神経発達症という呼称が普及しつつあるが、本書ではまだ馴染みの深い発達障害の名称を用いる。障害という言葉を忌避する向きもあるが、筆者は「日常生活で困っていて支援の必要な状態」を広く障害と捉える立場にあり、障害という言葉自体は忌避しない。もちろん忌避したいという思いやスティグマの存在を否定するものではなく、偏見や差別は根絶されることを祈っている。

（2）支援の場――どこで誰が支援するか

発達障害の支援は、原因を見つけて治療するという〝医療モデル〟では難しいため、支援の中心は医療機関にはならない。さらに療育センターなどの発達支援専門機関でもない。

支援の目的は日常生活の困りごとを少しでも軽減することであり、支援の主な場は日常生活である。つまり、家庭や所属集団自体が支援の主な舞台となるのが理想である。医療機関や専門機関はその舞台を整えた上で、黒子となって下支えをしていくことが筆者の理想的なイメージである。

となると、最初に支援をするのは当事者の身近にいる大人である。つまり、家族や所属集団の保育士・教員・教師である。なお、年齢が上がっていくにつれ、本人たちに当事者能力を獲得してもらい、自分で自分自身を支援するようになっていくことが理想であるが、これは後に述べる（196頁）。

医師や心理士などの専門職は、生活の現場から距離があることがほとんどである。ゆえに、こういった専門職が日常生活の一から十までをサポートすることは現実的ではない。専門職の役割は、日常生活の現場にいる身近な大人たちが子どもの最大の支援者になっていくようサポートすることである。つまり、直接的な支援よりも、間接的な支援を心がけていくことが大切だと筆者は思う。

これも医師などの専門家が直接に治療するような〝医療モデル〟とは異なる。ただ、生活習慣病などの場合は、日常生活自体が疾病予防の観点からも治療の舞台になるので、似ているかもしれない。

なお、専門機関での療育など発達支援は量的に多ければ多いほどよい、という考えもあまり現実的ではない。それだけのリソースが無いということもあるが、専門機関での支援はあくまで〝その場での支援〟であって、日常生活への支援とは異なっているのが最大の理由である。専門機関での支援を参考に日常生活の困難さを少しでも軽減していくという〝支援の般化〟が必要とされるのである。

例えば、言葉の遅れがある場合、専門機関での言語療法を高頻度で行えば遅れが劇的に解消するということはない。同様に感覚過敏への対応、多動・衝動への対応、学習困難への対応、いずれも日常生活での理解と配慮と工夫が不可欠であり、その手がかりを与えるのが専門機関での支援である。生活の改善に役立つアドバイスが支援者の腕の見せ所なのである。

もちろん、障害の程度が重かったり、諸般の事情から家庭や地域での支援が難しかったりするような場合は、高頻度の通所や、時には入所などが必要なこともある。しかし、それは極めて少数であり、大多数の発達障害支援では、生活をしている家庭や地域での支援が主な場である。

なお遅まきながら付言すると、本章は本書全体のイントロでもあり、それぞれの内容は以後の章のあちこちでも述べていることが多い。そして大事なことほど何回も登場するが、あえて重複を避けていない。しつこいようで恐縮だが、ご容赦いただければ幸いである。

（3）支援のプロセス

定型発達と違い、発達に課題[註1]がある子どもの場合は、スムーズに伸びていかないことが多い。言葉や歩行の遅れ一つ取ってみても、「これをやれば劇的に伸びる」と言う魔法もない。

そこで、筆者が大切にしているのは、「できた！」と言う成功体験の蓄積である。言葉が乏しくても、身振り手振りや音声など、なんらかの手段で自分の意思を伝えることができる。独力では歩けなくても人や道具のサポートを借りて移動ができる。こういった成功体験が発達の原動力になる。

発達に課題があると、成功体験を積むためには、支援が必要な場合が多くなってくる。支援には発達の課題や周囲の環境の分析も必要である。ここが専門職の腕の見せ所の一つである。

発達の分析をするためには、発達に課題があることを保護者と共有する必要もある。もし発達に課題があっても、保護者に困っているという認識がなければ支援には繋がらない。健診で指摘されて支援の入り口に立っても、困りごとが皆無であれば支援は長続きしない。なので、日常生活での困りごとをSOSとして表出してくれることが支援のスタートになる。周囲から見て明らかに支援が必要であっても、家族全体に困りごとがない場合は、保護者を促しつつ時を待つことも必要となる。

支援によってできることが増えていくと、発達も進んでいく。一方で、発達が困りごとを増やす場合だってある。イヤイヤ期は発達の証でもあるが試練の時期でもある。発達障害では特にそうである。

親がくじけないように、周囲が支える必要がある。それでも少しずつできることは増えていく。

ライフステージが変わると新しい課題に直面する。集団生活での社会性、勉強が始まった時の学力、複雑になっていく人間関係などである。社会人になる時と、なった後にもさまざまなハードルが待ち構えている。年齢ごとに支援者と出会って支援を受けていく必要もある。

一方で、発達障害の頻度は一割程度と考えられており、それだけの頻度に見合った支援の供給は到底望めない。そこで、支援者による支援を徐々に少なくして、家庭や地域、最終的には自分自身での自己支援が進んでいくことも必要となってくる。

そのためには、発達の凸凹への気づきが不可欠である。ただ、それはできないことを直視することでもあり、どうしても〝苦い作業〟となる。この作業をしていくには、最初は支援者の伴走が不可欠かもしれない。成功体験を積むことで、自分なりの手応えやゆとりを感じていくことも大事である。できないことばかりの自分だと、自らを振り返ることはなかなかに困難であるからだ。

以上要約すると、発達特性を支援者とともに分析して成功体験を少しずつ増やし、自らを振り返る余裕が生まれてくることで、自分の凸凹も直視し、自分なりの工夫や対応策を編み出していくこと、そして専門の支援者がいなくても自分で自分を支援できるようになること、これが発達支援のプロセスと考える。もちろん、どうしても困った時はその都度、支援者の出番である。

（註1）「発達の課題」は発達の「凸凹」や「特性」とも重なる内容である。本書のあちこちで、文脈によってこれらの用語を使い分けているが、厳密な区別はしていない。

（4）支援でしていること

前項では支援の時系列的な変遷について、そのあらましを述べた。一方、横断的な俯瞰でみると、支援の現場で行っていることは、以下の十項目に分類されるように思う。

①子どものアセスメント　診察室など目の前の子どもの状況だけでなく、日常生活のさまざまな場面における様子を把握するようにしたい。発達障害には状況や環境によっても様相が異なってくる状況依存性がある。良質の支援には何より俯瞰的な視点が不可欠である。

②環境のアセスメント　子どもを取り巻く家族や集団（園や学校など）における環境や、大人たちの関わりなどを把握する。案外と支援がなくても、大人たちが上手に対応している場合もある。

③診断し家族に伝える　さまざまな配慮が必要である。詳しくは別項で述べる（18頁）。診断名だけをポイっと伝えることは、強烈なトラウマ体験になりうることを銘記しておく。また、暫定的な診断だったり、まだ疑いだったりする場合でも、具体的な診断名も含めてしっかり伝えておきたい。診断名を出すと出さないとでは、以後の家族の受け止めが格段に違ってくるからである。

④理解し対応を学んでもらう　発達特性や診断を理解し、適切な関わりを学んでもらう。前項でも述べたが、家族や周囲の大人たちが最大の支援者になっていくことが不可欠である。

⑤環境を調整する　一人一人の発達特性に合った環境を設定する。後に述べる（194頁）が、社会的

障壁の軽減と合理的配慮の提供である。④と⑤が支援のキモであると考えている。

⑥関係機関と連携する　子どもたちの生活のすべてが、発達を支える支援の場となるように、保育園・幼稚園・学校・保健センター・児童相談所などと情報交換をし、連携をしていく（102頁）。

⑦指導・訓練とケースワーク　本人への指導や訓練・リハビリなどは、専門機関の中で行う狭義の療育（直接支援）である。個別療育とグループ療育に大別される。発達障害が低頻度だった時代はこれだけでも良かったが、現在では直接支援だけでは到底立ち行かない。各種の間接支援、例えばケースワーク等による地域との連携、家庭や地域での支援体制の確立が不可欠である（96頁）。

⑧薬物療法　環境調整だけで不十分なら、薬物療法を検討する。詳細は後述する（180頁）。

⑨効果をモニターする　支援の効果が乏しければ、アセスメントや支援の内容を見直す。上手くいかない時は相手のせいにせず、こちらの支援を見直す癖をつけたい。よりよい支援には不可欠な姿勢である。同様に、利用者からの様々なフィードバックは、それが耳障りなものであったとしても、支援者の支援スキルを育み、利用者に利益還元するために不可欠であると銘記したい。

⑩支援のゴール　「さまざまな支援の自給自足（療育の卒業）」と「それぞれに見合った社会参加」が目標である。すでに述べたことであるが、後にも再度取り上げて論じる（192頁）。

これらのことを、当事者や保護者も含む支援チーム全体で行っていくのが、発達障害の地域における支援である。チーム支援の具体的な在り方については、後に第6章と第7章で詳しく述べる。

（5）社会モデルの支援により社会参加を目指す

障害は個人の心身機能と社会の不調和が相まって作り出されている一つの状態であり、さまざまな障壁を取り除く方向での支援をしていくことが〝社会モデル〟の考え方である。なお、本書では生活モデルと社会モデルの用語を文脈に応じて使い分けているが、基本的にほぼ同じ概念を示している。

さて、身体疾患の場合は、障壁は個体の身体にも病巣として存在しており、そこに〝医療モデル〟、すなわち、悪いものを治療で取り去るという考えが入ってくる余地がある。

しかし、発達障害の場合は、発達の凸凹を治療で取り去ることは困難であり、現実的でもない。そこで、社会の環境を変えることで個人との不調和を最小限にしよう、という発想が出てくる。

少し前の時代では、発達上の凸凹があって、それを取り去れない場合は、そこから先は如何ともし難いという、考えや制度における社会的障壁が強くあったが、現在はその考えは採用されない。

一つの好例は重度身体障害者が参議院議員になったケースである。社会の側が考えを改め、環境を変えることで、国政参加が可能となったのである。本人の身体障害は取り去られていないにもかかわらず、である。ここでは、環境を変える前に考えを改めることの重要性も指摘しておきたい。

さて、支援の目標は社会参加である。もちろん、その人なりの社会参加で良い。筆者はそれを適材適所での社会参加と考えている。発達の特性により、向き不向きがある。不向きなことや不得意なことで社会参加をするのは難しい。不向きなことは周りのサポートで最低限のレベルまで持っていき、向いていることや得意なことで社会に参加していくことが大事である。

ここで、社会参加とは何も成人のことだけではなく、それぞれの年代での社会参加がある。乳幼児は遊びや集団生活、学齢期は学習と人間関係、成人になるにつれ就労という社会参加がある。それぞれの年代で、個々の遅れや特性に見合った社会参加のあり方を考えていくことが必要である。

平等と公平を巡る勘違いについても指摘しておきたい。発達課題の有無に関わらず、人間はみんな一人一人異なった存在である。ただ、今の社会は大多数に合わせての環境になっており、定型発達と呼ばれる子どもたちも、大多数に合わせた環境になんとか自分を嵌め込んで暮らしている。

一方、発達に課題がある場合は、その環境で適応していくのにはより多くの困難が伴う。その際、社会参加をしていくためには個別配慮が不可欠であるが、間違った平等の考え方に支配されると「みんな同じ扱いでないといけない、特別扱いはいけない」という誤謬に支配されてしまう。

みんな同じ扱いをすることが大事なのではない。そうではなく、それぞれの発達特性に合わせての社会参加を目指していくことが大事なのである。それぞれに応じた配慮や工夫をすることで、全員に社会参加の機会を与えることが、正しい公平の考えである。

現実的にはここが支援の難しいところである。日本では特に〝周りと同じ〟を求めがちな文化であり、本人が四苦八苦する。一人一人に応じた支援や工夫をすることで、それぞれに応じた社会参加をしていくこと、これが〝社会モデル〟による支援のキモであることを銘記したい。

(6) 支援において医師は何ができるか

筆者は支援チームの一員として動きたいと思っているので、自分のミッションが何であるか、それはもちろんケースによって異なるが、常に自分をモニターしながら行動したいと思っている。

現在の日本の発達支援の現場で医師ができることは、診断、薬物療法、診断書等の記載、リハビリの指示の四つである。もちろん、実際の支援を医師が担うことも不可能ではないが、医師の資格、つまり医師免許がないとできないことはこの四点であろう。

診断とは医学的診断である。発達障害の診断も、現時点では医学的診断体系に組み込まれているので、医師の役割ではある。しかし、診断が支援のスタートではなく、日々の困りごとが支援のスタートであるから、医師による診断が支援に不可欠と言うわけでもない。誤診もある。誤診と言っても完全に違っている場合と、部分的に合っている場合とがある。これも後に述べるが（152頁）、発達障害はミックスジュースであったり青汁であったりして、さまざまな成分が入り混じっている。舌に強く感じる味だけではなく、全体をしっかりと味わう必要があるのだ。

とにもかくにも、診断よりも大事なことは、子どもの発達とその環境についての見立てである。アセスメントや評価といっても良い。医師による医学的診断名はその一部でしかない。そして、正確な診断であるならば、多少は支援の役に立つと言うだけのことである。

薬物療法は流石に医師にしかできない。薬物には作用だけでなく副作用もあり、間違うと害を及ぼし、稀に致命的な場合だって無いとは限らない。なので、正しい教育と訓練を経た医師の役目である。筆者は医師にしかできないことは、実はこれだけだと思っている。薬物療法の詳細については第12章で述べるが、薬物療法までのプロセスでは、医師ではなく家族や周囲の大人たちの関わりがとても重要になることを忘れてはいけない。すなわち、薬物療法の可能性を当事者たちと共有し、投薬が始まったら効果と副作用をみんなでモニターし、処方医にフィードバックしてほしい。

診断書や公的文書の記載も医師の役割である。福祉や教育的な支援を保証するのにも医師の診断書が必要な場合もある。それぞれの見立てで十分なのになあ、と思う場合もなくはない。

リハビリの指示は、お叱りを受けるかもしれないが、形式的な部分も少なくない。

同じことが公認心理師の場合にも言える。公認心理師法には「心理に関する支援を要する者に当該支援に係る主治の医師があるときは、その指示を受けなければならない」（第42条第2項）とある。これは歴史的経緯もあり、デリケートな問題を孕んでいる。運用に関してもさまざまな議論があって、実際の現場もさまざまであろう、とだけ述べておく。少なくとも筆者は、医師が心理を指示すべきというスタンスが、形式的以上に必要であるとは考えていない。

発達支援はチームで行うことが理想である。支援チームの一員としての医師としての振る舞いや心構えについては第6章と第7章で詳しく述べる。

コラム

特性段階での予防的介入

横須賀市はこの十年で年間出生数が2/3になり、子どもの数は激減している。なのに、相談は増える一方である。発達障害の概念が普及しているからであろう。従来なら「これくらいは様子を見ても良いのではないか？」というグレーゾーンの相談も増えている。

現在の診断基準では、日常生活がほぼスムーズなら「障害」とは診断されない。DSM-5の随所にも「症状は社会や職業その他で重大な障害を引き起こす」という必要条件が明記されている。

近年増えているグレーゾーンの相談は「日常生活の重大な障害」までには至っていない。ちょっと困っているとか、今は困っていないが先が心配という状態である。発達障害に通ずる特性はあるけれども、日常生活はそれほど障害されていないレベルである。

この時に、日常生活の障害の有無だけを見てとって「障害ではない、大丈夫だ」と間違ったレッテルを貼ることはくれぐれも慎みたい。障害ではなくとも特性はあるのだ。でも特性を意識した配慮や工夫のある子育てをしていれば、本当の障害に至ることは少ない。

反対に、障害ではないから大丈夫だと考え、子どもに合わない子育てをしていると、日常生活の雲行きが怪しくなる。それでも「子どものやる気の問題だ」と勘違いして、ますます厳しい子育てをする。結末はもう見えている。

中には何とか“生き延びて”大人になる場合もある。今度は自分が子育てをする番になって、同じように子どもの特性に見合わない子育てをしてしまう。結局いつか誰かがひどい目に遭うのである。

初めからASDを疑っての相談もある。ビンゴのこともあるが、流石に個性でよかろうというケースもいる。でも、せっかくASDを調べているのだから全否定はしたくない。部分的にASDに通じるところへの配慮はあったほうが良いが、全体としてはASDのグレーゾーンでもないと伝える。なお、年齢によっても変遷するので「何かあったらいつでもまた」と伝えることを忘れてはならない。

コラム

グレーゾーンについて

「グレーとは　白ではなくて　薄い黒」

本田秀夫先生の有名な一句である。

グレーゾーンとは便利な表現である。筆者は誤解を生みそうなので極力使わないようにしていたが、本当にグレーゾーンの相談が増えているので、以下のようにちゃんと説明をした上で使うようにしている。

まず〈グレー＝何でもなくて大丈夫〉ではないことを伝える。大丈夫だと安心したい親の気持ちもわかるが、必ずしもそうではないことを伝える。そして「グレーとは多少なりとも支援や配慮が必要な状態である」と伝える。何もしないで何となく様子を見てしまってはいけない。放置すると，どんどん色が濃くなることが多いからである。

ちょっと不謹慎かもしれないが、アルコール度数の例えで説明することもある。3%くらいなら度数は低いけれども、ほろ酔いでも酔うことは確かで、薄くても飲んでしまったら飲酒運転になる。それくらいの軽いサワーだけれども、やっぱりノンアルコールとは違うのだ、というような言い方をすることもある。度数の例えは、スペクトラムの説明をする時にも役に立つ。ただ、お酒を飲まない人にはピンと来にくいようだが……

もっとも気をつけたいグレーゾーンは、いわゆる境界知能と呼ばれる状態である。知能指数で言うと70〜85前後の人がそれに当てはまる。支援の現場にいる人は痛感していると思うが、学齢期以降は境界知能でもほぼ知的障害に準じた扱いでないとうまくいかない。何でもないようで、そうではない。学年が上がり、諸々複雑になってくると特にそうである。筆者は知的障害の境界線は85が良いと思っているが、そうしないのは行政上の問題もあるのであろう。

ともあれ、グレーゾーンで微妙な場合でも、本当の障害に準じた支援や工夫をすることにより、色が濃くなって本当の障害になってしまうことを予防せねばならないのである。

第2章　面接のコツ

（1）言葉の選択と非言語面の重要性

本章では面接の心構えについて述べていく。筆者は小児科出身で、発達障害を含む子どもの心の臨床に興味を持って勉強してきた。小児科医であるうちは面接の重要性に思いを致すことはなかった。急性期の身体疾患を治療することが多く、外来のやりとりでも即物的な情報の行き交いにとどまり、それでほぼ用が足りていた。そもそも「小児科面接」と言う言葉はあまり使われない。しかし、心理・精神的なアプローチが必要な場合は「心理面接」「精神科面接」の重要性は計り知れないほど大きい。こちらの一言一句や一挙手一投足が治療や支援の行く末を左右する。良好な面接が良好な予後に直結するといっても過言ではない。省みると、小児科臨床でも実は同じことが当てはまっていたのであるが、当時はあまりそのことに思いを致していなかったのである。

本章で述べることは、保護者との言語を使っての面接を念頭に置いた記載になっている。相手が子どもの場合に、年齢に合わせた言葉遣いをする習性は、小児科医としては身についているだろう。まず、コミュニケーションの齟齬をできるだけ少なくすることが大切である。筆者は面接においてできるだけ専門用語や横文字カタカナ言葉、そして四字熟語を使わないように意識している。耳で聞いてぱっと理解できるような、平易な言い回しにしたいからである。身についた習性柄、どうしても難しい表現になりがちなので、自分の言葉遣いをしっかりモニターすることが大事である。

メモなどに書いて伝えることもあるが、その場合も専門用語は極力使わない。専門用語の意味する概念は、こちらには自明のことでも、聞き手にとってはそうではないからである。

曖昧な表現、解釈が多岐にわたる表現も考えものである。よく使われる「グレーゾーン」と言う表現は「まだ大丈夫」と解釈されがちだが、支援者としては「グレーゾーン＝支援が必要」という意味で用いる（15頁）。同様に「様子を見ましょう」もわかりにくいので避けた方が無難である。

文章の組み立てもシンプルにしたい。例えば、二重否定文はわかりにくい上に、アンビバレンツな感情も巻き起こす。「勉強しないと落第する」ではなく「勉強すると成績が上がる」が良い。

伝えたことがどう伝わっているかの確認も必要である。相手は穏やかで冷静な心境でないことがほとんどであり、的確な理解ができているとは限らない。保護者や支援者に発達特性が潜んでいることもしばしば経験する。理解を確認し、同じ説明の繰り返しを厭わないようにしたい。

言語の意味や内容もさりながら、非言語的な側面の重要性は強調してもし過ぎることはない。

一言で言えば雰囲気である。子ども相手では当然であって、泣かさずに診察するのが小児科医の腕の見せ所である。これは大人相手でも同じである。言葉の選択も大事であるが、会話の速度や音量、メリハリなどもコミュニケーションの伝達度合いに大きく影響する。座る位置や目線の高さ、相手との物理的な距離感もケースバイケースで調整していく。相手の的確な理解のために、支援者側の工夫が必要である。なお、本章で述べている内容は『発達障害支援のコツ』や『発達障害支援の実際』（岩崎学術出版社）で詳述してある。興味のある方は参照していただきたい。

（2）対等な関係による共同作業

発達支援は支援者と当事者との共同作業である。ところが、支援という言葉はどうしても主従関係の印象を生む。「私が支援し、あなたは支援される」というイメージである。その意味では、サポート（支える）という言葉の方が筆者には馴染む。ともあれ、これは面接場面でも意識したい。

少し前までは、身体疾患の治療においても、いわゆる〝パターナリズム〟が主流であった。専門家が正しい診断と治療をするのであるから、患者は黙ってそれに従うのが良いという姿勢である。身体疾患だけでなく、実は精神疾患でも同様のことは生じていたように、筆者は感じている。

そのことへの反省から、インフォームド・コンセント（十分な情報を得た上での合意）やシェアード・ディシジョン・メイキング（共同意思決定）という考えが強調されるようになっている。

発達支援においては、正しい診断はあり得ても、唯一無二の正しい療育というのはありえない。なので、〝パターナリズム〟の登場する余地はない。そもそも、診断作業すらも、保護者や関係者から子どもの日常生活の情報を聴き取って行う、共同作業なのである。

例えば、偏食や感覚過敏の有無を問うても、親自身がそのことを自覚していないとエピソードは出てこない。こだわりや興味の偏りも、外来場面で直接にそれが露呈することは滅多にない。こういう症状や特性がないかどうか、親や関係者と一緒に考えていくことが情報収集のキモである。

　そして、支援の方向性も一緒に決めていく。すでに述べたように、たくさんの療育が良好な予後に直結するわけではない。大事なことは、毎日の生活環境がその子の遅れや特性をサポートするものになって、少しでも良好な発達へと向かう日常生活になることである。完全な合意が得られるとは限らず、どうしても支援の押し付けは生じがちであるが、少なくともその自覚だけは持っておきたい。

　こういった共同作業をスムーズに行うには、やはり支援者と当事者は対等の関係でいるべきであり、支援者は関係性のありようについても強く意識しておく必要がある。なぜなら、多くの医師はその教育課程で無意識のうちに〝パターナリズム〟が染み付いているからである。

　余談めくが、発達支援は医療というよりも福祉サービスだと筆者は思っている。もちろん、医療的な側面も多少はあるが、基本的にはサービス業に近いと思っている。これは、卑下してのことではない。発達障害が治癒できず、また治癒すべき対象でもない以上、子どもたちの発達と家族の笑顔が増えるように、当事者に奉仕することがわれわれのミッションだと思うからである。必要以上にへりくだることは必要ないが、少なくとも対等な関係であるという意識は忘れずにいたい。

　面接でその態度が維持されていると、子どもや保護者、関係する大人たちも心を開いてくれ、共同作業が進みやすくなり、発達も良い方向に向かっていく。反対に上から目線が抜け切らないと、情報も限られ、支援も進まない。支援者が親を見下すと、親がこどもを見下すという「上から目線の連鎖」のような現象も生じてくる。これは障害受容でも同様である。障害受容ができない親を受容できない支援者という構図は極力避けるべきであろう。これも後述する（130頁）。

（3）支援者の自己認知

前項で述べたようなコミュニケーションや関係性の有り様についての認識も大事であるが、もう一つ認識しておかねばならないことがある。それは支援者自身の発達特性や生育環境についてである。これらをしっかり認識しておくことが、より良質なアセスメントと支援に結びつくからである。

発達特性は、数値化された定量的かつ絶対的な評価が難しい。多動を例にとって考えてみよう。動きのモニターなどをつけて、多動自体の定量化ができたとしても、環境との関係性や年齢によって多動の適・不適は異なってくる。適・不適の定量化は多動に限らず困難であり、どの程度の多動から支援対象にするか、ケースバイケースで千変万化するのである。

評価者による主観が入り込むことも避けられない。同じ多動であっても、保護者は許容範囲と考え、幼稚園はなんとかしてほしいと思う。そこに支援者の評価も加わる。筆者は自分自身が多動であるため、多動の評価は甘い。少しくらい良いではないか、と思ってしまう自分がいる。協調性も同様である。自分に協調性が乏しい場合ほど、「これくらいはＯＫ」となりがちである。

一方で、支援者自身が多動や協調性の問題を厳しく叱責されてきたような生育環境を持っている場合は、許容範囲は狭くなるかもしれない。反動で広くなる場合もあろう。

偏食・こだわり・興味の偏り・学習など、すべての発達障害の特性の評価には、こういった主観が入り込む。支援者自身に凸凹が皆無ということもないだろう。凸凹のある支援者がケースの凸凹の評価をするわけであるから、客観性の担保は限られる。そのことを自覚しておく必要がある。

このことを面接で伝えることも共同作業の一助となる。つまり「僕も小さい頃は多動だったし、空気を読むことはいまだに苦手なので、これくらい大丈夫かなあなんて思ってしまいがちですが、今は時代も違いますし、そもそも幼稚園の現場ではだいぶ困っているように聞いていますので、なんとか支援を工夫しないといけないですね」などと素直に伝えることも大事であろうと思う。

ついでに言うと、支援者自身の自己認知を開示すると、保護者も自分たちの特性や凸凹を開示してくれることがある。保護者による子ども評価だって、凸凹のある人による凸凹の評価なのであり、そのことを自覚しているだけでだいぶ違う。

教員や教師の自己認識も同様に大切であるが、中立性についての間違った刷り込みによって、なかなか難しいようにも見える。「自分はどっちにもぶれてはいけない」という思い込みにより、もともとの凸凹への意識づけが途切れてしまうのである。ちょっと残念であるが、まあ仕方なかろう。

残念ついでに言えば、支援チームの中で無意識に上下関係の雰囲気を醸し出す人がいる。意識していればハラスメントまがいだが、無意識だと気がついていないだけにもっと始末に負えない。実はその筆頭は医師である。パターナリズム教育の名残であろうか。筆者はチームで一番上に来るのは当事者や保護者であり、それ以外はみんなフラットな立場で、ケースに奉仕するべきだと思っている。

自分の態度についての自己認知すらできない人が、発達障害の支援をする資格はない。

（4）傾聴や共感ということ

精神科や心理の教科書には、傾聴や共感が大事と書いている。これが難しい。小児科医の特性としてせっかちさんが多く、黙ってじっと聞くことが苦行になりがちである。それはさておくとしても、傾聴や共感のやり方がわからないし、どうしてそれが良いのかもピンとこないかもしれない。

傾聴と共感の有効性については、自分自身のことを思い出してみればヒントが得られるだろう。外来で大変なケースに遭遇した際に、医局に戻ってきて同僚に報告し、それは大変だったねと言ってもらうと、それだけで苦労が少し報われた気持ちになる。自分が傾聴されて共感してもらったことを思い返すことは、自分が傾聴し共感するときの参考になろうと言うものである。

一般に「傾聴とは相手の話に熱心に心を傾けて聞くこと」とされている。初めのうちは要領を摑めないので、ただひたすら相手の話を聞いて時間ばかりかかってしまう。初心者の頃はそれも必要かもしれないが、いつまでたってもそのままでは熟達しない。

共感とも共通することだが、傾聴で大事なことは話のストーリーを読んで、相手が一番訴えたいことを聴き取り、そして、それを的確な言葉や態度で返してあげることだと思う。傾聴とはいえ、言葉でのフィードバックが不可欠なのである。そしてそれがピタッとハマった時に、相手にはしっかり聞いてもらった、ちゃんと理解してもらったという認識が生じ、共同作業が完成するのである。

これは〝言うは易し行うは難し〟で、ストーリーの把握と的確な言葉でのフィードバックについて、ひたすら修行を積むしかない。例えば、こちらが返した時の相手の反応や表情でこちらの傾聴度合いの点数がつく。パッと表情が明るくなっていれば合格点であり、そうでなければさらに修行が必要ということになる。周囲を見ていると、ストーリーの理解はもとより、それ以上に的確な返答の言葉の選択で難渋している場合が多い。筆者も含め、更なる言葉の修行が必要であろう。

共感については勘違いが多い。一般に「共感とは他人の考え、主張、感情を、自分もその通りだと同感に思うこと」などと記されている。でも、精神科や心理や発達の面接では、同感することはなかなかに難しく、無理に同感する必要もない。だって、相手の感覚や認知や主張はさまざまであり、同じ感覚で受け止められない方が多いからである。

共感の基本は「相手のストーリーを読み取ること」だと思う。そして「あなたの立場に立って考えればそう言いたくなるのも無理はないなあ」と言語化することが共感の仕上げだと思っている。

希死念慮やリストカットなどは、同感できないにせよ、共感はできる、いや共感できるようにストーリーを読み取っていく。傾聴と共感が一心同体であることがわかれば、熟練への道であろう。

ちなみに、ストーリーが読みきれない時に、こちらの理解を補うために、的確な質問を返すことは傾聴を損なうことにはならない。「そのあたりをもう少し説明していただけると、こちらもピンとくるのですが」などと訊いてみる。もちろん、こっちの興味本位で、相手の表情などお構いなしに質問攻めにすることは厳に慎まねばならないが。

(5) 無理に答えを出そうとしないで良い

発達支援に唯一無二の正解はない。ただ、支援者は見解や意見を求められると、どうしても答えを出したくなる。特に、〝医療モデル〟の教育が染み付いている医師の場合は、発達相談においても、原因を炙り出して何らかの解決策を示したくなる。染みついた性分であろう。筆者とてそのとらわれから脱することはなかなか難しく、日々四苦八苦している。

でも、うまい答えが見つからない時は、それを正直に伝えるのも良い。そもそも、黙って聞いてくれて共感しているだけで、十分なサポートになる場合も少なくない。今はできなくても、年月がたつことで成長発達して解決に至る場合もある。時を待つ重要性にも思いを致したい。

応用篇かもしれないが、難しいケースの場合に、支援者が白旗を上げることが次の支援につながる突破口になることだってある。筆者は発達支援の現場で働いているが、どうしても本格的な児童精神科の治療が必要なケースに時折遭遇する。支援者として白旗を挙げることは、正直言って悔しいし、自己肯定感が下がることだってある。でも大事なことは支援者の自己肯定感ではなく、ケースの幸せである。なので、無理に答えを出さないことも、支援になることがある。

さて、筆者の場合は、何かを聞かれた時に、すぐに筆者の見解を述べずに、相手の工夫を聞くことが多い。いろいろな局面でそうしているが、例えば癇癪への対応などで苦慮している場合、家族や集団であれこれ工夫を凝らしていることは少なくない。多動衝動・不注意などでもそうである。

相手の工夫を聞くことは、支援に直結し、当事者性も高まる。支援者の浅知恵では思いも寄らない工夫が聞けることもある。答えを述べる以上に一石二鳥以上のメリットがあることが少なくない。

以前にも書いたことであるが、眉毛の抜毛に関する相談を受けた時に、すぐにはアイディアが思い浮かばず、お互いの「宿題」にしておいたところ、次回の外来までに母親が「庭の草むしり」を思いついて改善したケースがある。これなど、支援者がその場で的確な答えを言えなかったことのメリットである（とポジティブに考える）。

答えがない質問の場合に、答えを出さずに苦しい気持ちを共にする、そのことが広い意味での傾聴や共感にもつながることもある。もちろん答えを出さないことは苦しいことであり、時に失敗を生み出すが、じっと待つことで上手くいくようになることもある。答えを探しつつも、答えがない状態でも耐えていられるよう、どっちの方面での修行も不可欠であろう。

後でも触れる（79頁）オープンダイアローグの原則の一つに「不確実な状況に耐える」というのがある。医師に限らないが、支援者は支援の答えを出すことがミッションである。でも道が見つからないときに、道に迷っている状況に耐えることも、支援では大切なのである。

ただ、一人で耐えることは苦しいので、チームの中で愚痴のように話すのも良かろうと思う。すると案外、他の支援者から良いアイディアが出てくることだってあるのである。

コラム

次に何を聞くか？

トレーニングのところでも述べるが（94頁）、診察場面で「次に何を聞くか」を常に自問自答しておく癖をつけたい。自分のためでもあるし、ケースのためでもある。

本文でも述べたが、すべての情報が集まらないと支援できないというのでは、あまり現実的ではないと思う。もちろん全体への意識と俯瞰的な視点は不可欠であるが、目の前のケースへの支援では、まず困っていることを解決するという視点も大事だろう。

そのためにも、一から十まですべてを知るための包括的な質問ではなく、支援の役に立つ情報から質問していく癖をつけたい。

例えば94頁のケース「どんどん食べて嘔吐する子が来た時に、まず知りたいデータは何か？　そしてそれは何故聞くのか？」で考えてみる。神田橋先生は性別を聞くという。男子だとレアーケースだからだと言う。筆者なら保護者に「食べて嘔吐した時はどう対応しているのか？」と対処行動を聞く。あるいは「そういうのはいつからなの？」と質問し、まだ急性期なのか慢性期で嗜癖になっているのかを聞くかもしれない。本人には「食べて吐くと楽になるのか？」と行為の効果を聞くかもしれない。

もちろん、唯一の正しい解は無いし、臨床現場では咄嗟の判断で次の質問を繰り出すわけだが、支援の幅を広げるために、常に「次に何を聞くか？」について自問自答しておく癖をつけると良いだろう。また、こう言ったことを仲間内で話題にすると、いろいろなやり方がわかって勉強になるし、それぞれの癖も見えてくるかもしれない。

すべて主訴というものを目にした時は、次に何を聞くかを考えておきたい。「言葉を話さない」「学校に行かない」「家で暴れる」「死にたい」「リストカットが止まらない」云々。

あなたなら何を聞きますか？　そしてそれは何故ですか？

コラム

残り5分の原則

これも師匠からである。診療でも面接でも、残り5分で終わらせられるようにしておくのが良いと言う教えである。5分診療なら当然だが、長い面接や診療でも同じである。

筆者の解釈はこうである。まず5分という絶対的な時間が大事なのではない。余談だが筆者は字義通りの解釈をする特性があるので、こんな物言いになるのである。そうではなく、臨床に即して言えば、いつでもあと一言二言で診療を終わらせられるようにしておくのが良いということであろう。これはつまり34頁で述べるように、一から十までの情報をダラダラと聞くのではなく、一番重要なことから質問をしていく癖をつけろということでもある。重要なことからの質問とは、支援に直結する質問という意味である。

例えば、筆者の「そんな時どうしているの？」という口癖にはいろいろな意図があるが、本人や保護者の対処行動のレパートリーを聞くことで、「それでいいじゃない？」と即答することを想定しての問いかけなのである。

初診では診断を伝えるというミッションがあり、5分では終えるのはなかなか難しい。もちろん、アドバイスだけ伝えるのは5分でも可能だが、筆者の初診では診断が伝えられることがほぼ自明になっている。でも最近ケースを選んで短い初診にもチャンレジしている。

先日のケースは、保護者がASDを強く疑い、見るからに明らかな特性のある子どもであった。通常は主訴や各種エピソードを最低でも10分くらいかけて聞いて、関係を作ってから診断を伝えるのだが、そこには診断を聞かないと何も始まらないという雰囲気が強く漂っていた。なので、思い切って開始5分くらいで仮説としてASDを提示し、一緒に検証していく作戦を取った。幸いに成功して、支援の内容についてじっくり話す時間が取れたが、これは相手にもよるであろう。そしてもちろん、時間をかけるべきケースがあるのは言うまでもない。

第3章　初診——出会う前から診断告知まで

（1）相談前の心情について

本章では初診前後にまつわることを考えていきたい。なお、医療では初診と呼ぶが、相談などでは初回面接と呼ぶことが多いようである。筆者の施設では、初診より前にケースワーカによるインテイク面談と心理士による発達評価があるので、初診時にはさまざまな道筋がお互いに見え始めている。ここでは、それらも含めて、初めて相談に赴く前後のことについて述べていきたい。

まず、相談に至るまでについて想いを馳せることが大切である。例えば、どうして今相談に来たのかを推測し、初診時に〝答え合わせ〟をすることは、支援のためにも、支援者の修練にも良い。

小学校四年生になって初めて療育の門を叩いた場合、その理由や経緯は何だろうか？ 明らかな遅れや特性が顕在化していれば、もっと早くの幼児期で相談に来ても良かろう。小学校に入った後、三～四年も相談なしですんできたのには、良い意味での理由があるはずだ。家族関係や友人関係も含め、社会適応が良好であったからこそ、今の時期の相談になったのではないか？

筆者の経験では、小学校四年生の初診は、高学年になって学習が厳しくなっての相談、具体的にはASDやADHDなどの特性の乏しい、知的な遅れがメインであることが多い。もちろん思春期の入り口であるから、各種精神疾患の鑑別は不可欠でもあるのだが、大抵それらは除外される。

もう一つ、いや、もっとも大事なことは相談に至るまでの心情、特に保護者のそれについて思いを致すことである。最近でこそ発達障害の概念が広がり、相談のハードルはかなり低くなっているが、それでも我が子に発達上の懸念があり、相談に行くことについては躊躇いがないはずはない。発達障害は育て方の問題ではないにせよ、支援者から親の姿勢や態度について指摘されるのではないか、相談のタイミングについても何か言われるのではないか、そもそもうちの子は発達障害なのだろうか、支援者はどんなキャラクターの人だろうかなどなど、さまざまに思い惑いながら、ようやくに相談の門を叩くことが多いと思われる。支援者が相談者の心情に想いを馳せることから、発達支援の共同作業が始まっていることを銘記したい。

もちろん、初診の場面で「どういった気持ちで相談に来たのですか？」と質問することはほとんどない。でも、支援者が忖度の気持ちを抱いていることが、相談を円滑に進める前提だと思う。

年齢が上がってからの初診では、子どもの気持ちも推し量る。困っているから来たのではあろうが、何に困っているのかが明らかになっていたり、それを言葉で言えたりすることは少ない。

むしろ、問題行動という形でSOSが出される。一見すると本人は困っていないように見えても、とにかく相談に来たということは、何か困りごとが秘められていることを忘れないようにしたい。

攻撃的な態度の場合など、こちらがたじろぐこともあるが、そうまでしないと相談に来られないという本人なりの工夫（精神科では防衛という用語を用いる）であることを理解したい。

周囲からの勧めで嫌々来た場合は、周囲の意図と本人の気持ちの乖離を丁寧に埋めていく。「別に困っていない」と言いながらも、実は困っていることを忘れてはならない。これは親も同様である。

（2）支援に必要な情報

身体疾患の治療では病因の情報が不可欠である。発達障害は悪いところを治療するのではなく、日々の生活の安定が目標であるから、原因探しは余り支援の役には立たない。支援者の修練のためにも、原因探しではなく、有効な支援にはどんな情報が必要か、絶えず考えている姿勢が大切である。

支援に必要な情報を以下に示す。もちろんこれらすべてを初診時に把握すべき、ということではない。相談や支援の過程で家族や本人との共同作業で順次収集していけば良い。また、すべてがわからないと支援ができないということもない。極論すれば結果が良ければ情報はすべてでなくとも良い。

①**主訴**　相談のスタート点である。特に、誰がどこでどう困っているのかを整理したい。親や集団の困りごとの場合は、本人の困りごとは何かも明確にしたい。言葉の遅れや多動は、本人も困っているかもしれないが、大抵は周囲の困りごとである。主訴の主語を常に考えるようにしておく。

②**発達歴**　発達のマイルストーン、いつどんなことができるようになったかである。何ができるようになったかだけでなく、どうできるようになったかも大事である。例えば、言葉の遅れでは、語彙が増えていけば良いのではなく、コミュニケーションの道具としての質的な発達も大切である。

③**生活歴**　発達障害の症状は状況によって異なる。例えば、多動は刺激の多寡によって程度が異なる。故に家庭や集団など複数場面での情報が必要である。感覚過敏やこだわり・興味の偏り・学習状

況などは診察室だけではわかりにくく、ポイントを絞りこんだ生活情報の聴取が不可欠である。

④**家族歴**　支援の主たる場は家庭である。家族の情報はとても重要である。家族の発達特性や精神疾患の有無、家族のキャパシティや養育状況・能力など、子どもの発達に直結する。

⑤**現症**　発達特性に加え、身体症状・精神症状・二次障害の評価もしていく。

⑥**適応状況と対処行動**　支援に直結するため、筆者が最重視する情報である。困ったことに対して本人や周囲がどのように対処し適応してきたか、そのレパートリーを仔細に聞いていく。

⑦**発達診断**　支援の起点は診断ではないが、診断がないと支援が滞りがちなのも事実である。一方、診断は一つではなく、複数の診断が混在していることが多い。これについては後にも述べる（152頁）。

⑧**鑑別診断**　染色体異常も含め器質疾患はないか、虐待につながる不適切な養育はないかなど、発達障害以外の可能性も念頭におく。どれか一つではなく、どれもありうるということを忘れないようにしたい。なお染色体検査を躊躇う保護者は少なくない。わかったところで治療につながることも少ない。それでも、判ると疾病の全容や予後の見通しがつく場合は、おずおずと勧めてみたい。

⑨**支援方針**　子どもの発達への〝理想の支援プラン〟が家族や本人とって実現可能かを吟味する。机上の空論・支援の理想論ではいけない。落とし所としての〝現実的な支援プラン〟を考える。

⑩**予後**　家族が最も知りたい情報である。そんなこと判らないと言ってしまえばそれまでだが、支援者の経験を踏まえ、現時点でわかるそれなりの見通しを伝えおくと良いと思う。筆者は「占いのようですが」と前置きして伝えることが多い。希望を消さない配慮が何よりも不可欠である。

（3）初診時に観察すること

まず、支援者の連想も含め、診察の前から出会いは始まっていることを銘記したい。

本項では出会いの瞬間に観察していることを述べる。筆者は師匠に倣って、待合室まで自らが赴いて呼びに行くスタイルで診察を開始する。お互いの緊張をほぐすにはそれが良いと思うし、何より呼ばれる前の〝素の状態〟を観察できるメリットがある。

診察も含め、観察する内容は①生理的な状態②行動③言葉、に大別できる。情報の精度はこの順である。言葉ではいくら取り繕えても、生理現象は滅多なことで嘘をつかない。いくら「大丈夫」と言っていても、顔面蒼白だったり、顔面が紅潮していたりすれば、それが何よりの所見である。

行動の一例は動きの敏捷性である。緩慢な歩行は身体疾患や精神状態を反映しているかもしれない。多動は待合室の方が見えやすい。家族の立ち居振る舞いで、その関係性が透ける場合もある。家族の座る位置なども大きな情報になる。待合室だけの叱声や罵声もありうる。

言葉については、語られている内容と場にふさわしい様式かどうかに注目する。話すときのスピード、間の取り方、声の大きさ、抑揚など音声・音楽的な側面も重要な観察事項である。言葉の内容と語られているときの雰囲気の一致や乖離も重大な情報である。親の言葉からは知的レベルを推し量れるかもしれない。母子手帳も宝の山である。内容だけでなく字体なども重要な情報源である。

こう言った観察をしてから、問診や診察によって、前項で述べた各種情報を収集していく。なお、支援は観察段階から始まっていることも忘れないようにしたい。評価と支援を切り離してはならない。有効な支援のためには何を観察評価すべきか、逆算して考える癖を徹底したい。観察をしているのは支援者だけではない。相談にきちんと乗ってくれるか、貴重な時間を割くことに価値があるかどうか、クライアントもそんな値踏みをしている。当然のことである。

観察が乏しい場合は、それ自体が重要な所見である。心身に余裕がなく一刻も早く何とかして欲しいと思っている緊急事態かもしれない。他者への興味関心が乏しい自閉系の場合もあろう。観察をしていないように見えても、実はそうでもないことも多い。後から支援者の醜態を指摘されて赤面する場合もある。常に見られているという意識でいるのが間違いなかろうと思う。

この稼業を長年していると、パッとみただけで診断の目星がつくようになってくる。正確に言うと、パッとみただけで診断ができるように修練している。もちろん、初見の印象が正しいかどうかについては、後からの検証が不可欠である。こういった診断作業過程についてはのちに述べる。

筆者の観察は半ば無意識だが、振り返ってみると一番重視しているのは周囲への視線のやり具合である。自閉度合いがこれでわかる。その場での緊張度合いや動きの多寡も観察する。言葉を含めた疎通の双方向性も大事である。親の観察内容も同じである。これらの〝瞬間所見〟をみてとって、その後の初診時評価を経ての診断と照合し、〝答え合わせ〟をして、観察精度を上げている。

完全に余談だが、見ただけで知能指数を当てる練習もしている。実はかなり当たる。

（4）検査について

発達障害は検査で診断するものではないが、これを勘違いしている向きが少なくない。検査はスクリーニング、発達レベルの同定、認知特性の分析、鑑別疾患のために行われる。診断自体は、これまで述べてきたように各種情報と子どもの所見を付き合わせ、次項で述べるような診断プロセスを経て総合的に行われる。検査は参考にはなるが、必須ではない。

特定の発達障害のアセスメントの一環としてはCARS2、M‐CHAT、PARS‐TR、ADHD‐RSなどがある。スクリーニング的な要素の強いチェックリストである。詳細は各々のマニュアルや、『発達障害児者支援とアセスメントのガイドライン』（辻井正次ほか、金子書房）などを参照されたい。

もっとも行われるのは発達・知能検査で、新版K式発達検査、田中ビネー知能検査V、WISC‐Ⅳ・Vなどが代表的である。心理士によるアセスメントが必要であり、すぐには難しい場合も多い。診察で比較的簡便に行える遠城寺式乳幼児分析的発達検査などもある。

発達・知能検査のメリットは、発達の状況が数値化されて関係者間で共有できること、知能検査のプロフィール分析による凸凹の数値化などであろう。なお、田中ビネーでは知能指数が10～15ポイント程度高く算出される。あまり知られていないがとても重要である。

さて、検査は漫然とするのではなく、臨床所見で〝あたり〟をつけてから施行したい。検査をしないと何もわからないし何もできないのでは〝検査依存〟である。それでは支援にならないし、支援者のスキルも上がらない。臨床所見から推察した仮説の答え合わせとして検査を用いるのが良い。

知能指数は幼児期では変動しうるが、学齢期以降は順調に推移していれば、それほど大きくは変化しない。自動車の排気量やパソコンのメモリーのように、知能指数はその人固有の値となる。ただし、適切な教育環境などが欠落していると、知能指数が低下することはありうる。

検査結果は個人情報であり、当事者にすべてをフィードバックするのが正しい。現実にそうなっていないことが多くとても残念である。当事者の下請けとして検査を施行する意識の欠落であろう。

身体疾患の検査もすべて同様である。なお、筆者が医師になった四半世紀前は、自閉症と診断されるほぼ自動的にてんかんを調べるため脳波検査が行われていたが、現在は疑わしい症状や所見がなければ急がない。血液検査や中枢神経系の画像検索も、鑑別や基礎疾患の診断のためにはあってもよいが、発達障害自体の診断には必須ではなく、支援にあたっても急を要することは少ない。

染色体検査や遺伝子検査については前項（35頁）でも述べたとおりであるが、医師が思っているよりも遥かにデリケートである。本人に遺伝子異常が見つかった場合、家族の遺伝子検査により犯人探しに発展するリスクがあるからである。代替医療がらみの各種検査にはなおさら慎重でありたい（190頁）。〝発達障害ビジネス〟なる商売も存在しているとのことであり、これにも注意したい。

(5)診断作業は仮説検証プロセスである

すべての疾患について言えることだが、現在は各種検査が普及しているので、医師の診察だけで診断がつくことは珍しくなっている。しかし、発達障害に関してはそうではない。各種情報と目の前の子どもの状況を観察し、総合的に診断が下される。各種検査はあくまでも補助に過ぎない。また、次項の操作的診断基準のところでも触れるが、先に診断基準を見過ぎてはいけない。

ここでは筆者の診断作業について開示してみる。もちろん、あくまで参考程度である。

まず、筆者の頭の中にはそれぞれの発達障害のイメージがある。これは二十年余りの臨床の中で作り上げられたものであるが、最初は恩師宮尾益知先生の診断を参照して作っていったイメージである。なお筆者はアスペルガー症候群の診断範囲が広いが、これは宮尾先生由来だけではない。最近ではセンターの同僚のイメージもかなり参考にしている。それもあって、ADHDはかなり狭くとり、ADHDよりもASDが優先される。もちろん、発達診断に数値的な基準があるわけではないので、診断に当たっての自分の癖や偏りを自覚しておくことは不可欠である。

実際はこうである。事前に得られた各種情報（年齢や主訴や発達歴や生活情報）をもとに、診察前にある程度の予測をしておく。三歳半で言葉が皆無で目も合わないのであればカナー型、小四で学習困難であれば知的障害を想像する。そして自分の仮説と実際の子どもを照合するのである。

事前の情報の精度が高いほど想像が膨らみ正確な診断に結びつく。療育センターのようなインテイク面接が行えない場合は、主訴と年齢から朧げながらの想像をする。事前情報が何もない場合は、会って瞬時に状態像を把握し、自分の中にある各種発達障害のテンプレートとの照合をする。

大事なことはさまざまな偏りを自覚し、絶えず修正をかけることである。偏りは自分のイメージかもしれないし、事前情報の偏りかもしれない。先入観が強過ぎて、実際の子どもの様子を正確に把握できない場合もあろう。絶えず柔軟に見立てをバージョンアップしていくことが必要である。

虐待が隠れている場合はなおさらである。著しい多動で五歳に初診となり、ＡＤＨＤの診断にて各種療育と薬物療法をしたが、一向に改善せずむしろ増悪の一途を辿った子どもで、途中から父親の暴力が判明した経験がある。診断や支援については〝なんか変だ〟という違和感を大切にしたい。

診断は一つでないことも銘記したい。特に、脳性麻痺やダウン症など確固たる診断がついている場合、先入観に囚われ過ぎてそれ以外の状態を見逃すことは、少なからず経験してきた。筆者の場合は、支援チームからの違和感の指摘によって正しい診断に修正されたことが再三ある。

ここでも保護者が支援チームに含まれる。診断については成人に近づけば本人とも相談である。発達診断を伝えても納得しない場合は、相手のせいではなく、こちらの診断や見立てに間違いがあるかもしれない、説明が不十分かもしれないと思っておくことが必要である。絶対正しいという盲信は百害あって一利ない。謙虚さが支援の質の向上にも支援者のスキルアップにも不可欠である。

操作的診断基準は自分のイメージ作りの参考程度である。詳しくは次項で述べる。

（6）操作的診断基準の使い方

現在の発達障害の診断はＤＳＭ－５やＩＣＤ－11に即して行うことが標準となっている。しかし、これら操作的診断基準の取り扱いには幾つかの注意が必要である。

一つ目は、発達障害や精神疾患の具体的なイメージもない状態で、診断基準を単純に目の前の患者に当てはめてはいけないと言うことである。ＡＳＤのオリジナルの雰囲気もわからない中で、いくつもの診断基準に順番にチェックを入れていき、本当に機械的に診断をしてしまうことは、もっとも避けなければいけない。患者よりも先に診断基準をみてはいけないのである。

操作的診断基準はイメージを作っていく際にあくまで参考として扱うのが正しいやり方である。

筆者は本当の精神科の研修をしていないので、統合失調症のイメージはほとんどない。後でちゃんとした精神科医に診断されたりして本物の統合失調症だと分かったケースを何人か経験しているだけである。ただ、これは後にも述べるが、統合失調症を見逃すのは怖いと思っているので、かなり広めに疑い診断をつけて専門医に依頼して、あとから不安障害のひどいのだと言われる場合がほとんどである。どんな状態でも、診断基準だけを見て機械的に診断することはできないのである。

それ故、ＤＳＭ－５の序文にも「この診断基準の目的は、熟練した臨床家が精神疾患の診断をするための助けになることであり（中略）診断基準にあげられている症状を単純に照合するだけでは、精神疾患の診断をするには十分でない」と明記されている。このことを肝に銘じたい。

二つ目は「診断基準を満たさなければ何でもない」と勘違いすることである。

例えばＤＳＭ－５ではＡＤＨＤは九つの不注意症状から六つ、九つの多動・衝動症状から六つを満たさなければ診断がつかないことになっている。しかしこれは、診断するに当たってはどこかで線を引かねばならないのでそう決めているだけであって、実際は困りごとがあれば支援をスタートする。もし不注意症状が五つ、多動・衝動症状が五つであっても、診断の有無にかかわらず、それらの症状の支援をしていく必要があるのである。

最近では、なんでもスペクトラムであって、定型発達と発達障害は連続帯であるということが周知されつつあるが、診断体系上はどこかでの境界線を引かねばならない。精神疾患も同様である。

しかし、それと支援の必要性はまた別である。繰り返しになるが、支援のスタートは日々の困りごとであって診断名ではない。操作的診断基準で診断されないからと言って困りごとが存在している以上、支援が皆無になってしまうことは、絶対に避けなくてはならない。

最後に……筆者は諸般の事情からアスペルガー症候群の概念をとても大事なものにしてきた。それは支援の組み立てにとても有用な概念だと思うからである。しかし、最新の診断基準からはアスペルガーの概念は無くなってしまっている。世界的な診断基準が確立しているのに、自分なりの診断名に固執することは避けなくてはいけない。でもやはり残念なので、同僚の診断の付け方を参考にして〝ＡＳＤ（アスペ・タイプ）〟など勝手にネーミングして支援の役に立てるようにしている。

（7）所見を共有し見立てや診断を伝えていく

診断過程では、筆者の診断仮説に即して臨床症状の聴取をしていく。言葉の遅れがあってＡＳＤの仮説を立てたら、それに沿ってこだわりや興味の偏り、感覚過敏、集団での協調性などを聞き取っていく。十分な所見が出揃って共有されたと感じたら、もう一度所見を整理して診断名を伝える。最近では、家族もＡＳＤかもしれないと想定して（＝仮説を立てて）診察に来ていることも少なくないため、「こだわりや感覚過敏はありませんか？」とストレートに聞いてしまうことも少なくない。

こうやって診断過程も家族や本人との共同作業にしていくことが良いと思う。

大人になって初めて発達障害の診断を求めてくる場合、大人まで診断がついていないのだから見た目にも明らかな特徴は目立っていない事例が多い。でも、本人は自分なりに特性を自覚しているからこその受診である。なので、最初から所見を一緒に探していく作業をしていくことが多い。

なお、これまでは所見の収集をしてから診断名を提示するのが通例であったが、最近ではさっさとこちらの手の内を明かして、見立てや診断を一緒に考えていくケースも出てきた。

先日も、諸般の事情から初診開始数分後に、ＡＳＤではないかとの仮説を提示して両親と一緒に所見をチェックして行ったことがある。もちろん、これは会った瞬間の見立てが重要であり、さらに家族との信頼関係の構築が瞬時になされないと危険極まりないやり方ではあるが、そのケースの場合は幸いに親もＡＳＤの懸念を持っていたため、スムーズに診断が進んだのである。

よく考えてみれば、癌をつゆほどにも疑っていないのに癌センターに受診する人がいないのと同様、発達障害を念頭に置いているからこそ発達の相談に行くのであり、初めから手の内を明かして一緒に考えていくのは、決して間違ってはいないと思う。ただし「なんでもない」と言ってほしくて受診する場合には、この方法は地雷を踏むことになる。診察にあたっての親の心情を忖度し、それに沿って診断や支援を進めていくことは、やはりとても大事なのである。

少し話が脱線しているが、ともあれ、所見と見立てと診断を当事者たちと共有し、共同作業で即座に支援を開始していくことは、さまざま意味で大切だと思っている。

このプロセスに、当の本人である子どもをどこまで巻き込むかについては、筆者はまだ迷いの最中にある。大人の言っていることが理解できない幼児期以前のケースは、初めから合同面接であるが、小学生以降の場合は、診察時間の制限の関係からも、最初に一緒に診察をした後、親とだけ話をして、まず親に見立てや診断を伝えることがほとんどである。

親の理解と受け止めが十分で、日常生活もそれなりにスムーズにいっている場合は、初めから当の子どもに伝えても大丈夫かもしれない。でも、一般に発達障害というと、まだまだネガティブなイメージが多い。支援が始まって、なんとかなりそうだという手応えが生まれてから、本人に詳細を伝えていくことが、現状の筆者のやり方である。これはあとにも述べる（48頁）。

ただ、モヤモヤ感は拭えないので、まだまだ工夫が必要だとは思っている。

（8）診断名の意味と告知について

ここまで述べてきたことと重なる内容もあるが、もう一度整理してみる。

発達障害の診断名は治療には結びつかない。支援は日常の困りごとに対してなされ、診断名は必要不可欠ではない。ただ、正確な診断があると、支援への道筋がつきやすくなるのも事実である。

例えば偏食の場合、わがままではなくてＡＳＤの感覚過敏の一つとわかることで、理解が深まり無理強いも少なくなる。各種の感覚過敏については、それが症状とわかることがとても有益である。過敏に限らず正確な診断名が当事者と周囲の大人たちの理解と配慮につながることは間違いない。

診断名があることで各種手帳や受給者証など、さまざまな福祉サービスの利用がしやすくなるのも事実である。本来は、福祉サービスは医学的診断の有無にかかわらず困っている人に対して提供されるべきだが、福祉資源の有限性から診断名が必要という現状は、まあやむを得ないかもしれない。

発達障害にまつわるネガティブなイメージへの配慮も欠かしてはならない。最近では積極的な支援を求める人が増えてきているにせよ、やはり障害のイメージは良いとは言えない。

障害のネガティブなイメージを忌避して「症」の表現に置き換えるようになっているのは、その流れである。筆者の場合も「広汎性発達障害」の時代は「障害」の文字に囚われてしまう保護者が少なくなかったが、「自閉スペクトラム症」なってその囚われからはだいぶ解放された。ただし、自閉症のネガティブなイメージが湧き上がる場合はあって、言葉のもつ強さには驚かされる。

筆者は「障害というネーミングは支援を必要としている状態である」と説明をすることが多い。良いとか悪いとか優劣などの価値判断を入れてしまうと、立ち行かなくなるからである。「レッテルを貼るのか」と怒られることもあるが「支援が必要というラベルである」とポジティブに伝える。言葉遊びと言われればそれまでかもしれないが、こちらの毅然とした態度が重要である。

筆者は初診時に診断名を告知することを原則としているが、障害のイメージに圧倒されてしまう保護者もいる。なので、筆者の関係する施設では、初診前に「診断名がわかった場合は告知を希望するか否か」を聞いてもらうようにしている。ほとんどの場合は告知を希望される。この質問自体も告知への心構えの準備に役立っているようでもある。

時に告知を希望されない場合もある。その理由を筆者なりに分析すると、まだ深く考えたくないという場合と、わかっているけど直面化したくないという場合に大別されそうである。

告知を希望されないと伝えられている場合でも、筆者は「診断はつきますがお聞きになりますか？」と聞いてしまうこともある。大事なことは告知希望の有無ではなく、その時の反応である。

わかっているけど聞きたくないというオーラとか、まだ頭が混乱して受け止めきれていないなど、こちらの推察が以後の支援の参考になる。中には母親だけ聞きたい、父親は受け止めきれないので言わないでほしいという場合もあった。いずれも家族の意向は尊重している。

本人への告知はコラム（48頁）で述べてみたい。

コラム

本人への告知

希望しない場合を除き、筆者は初診で保護者に診断名を伝えることがほとんどである。ただ現時点で、本人への告知は別に考えている。

どうしても発達障害は悪いものという印象が拭えないので、その印象をできるだけ下げてから、本人に伝えたいと思う。そのためには、保護者や周囲の大人たちの偏見を少なくしたい。極論すれば、発達障害は苦手な能力があるだけなのである。

そういったフラットな認識が育つには、発達障害があっても発達する、という手応えを感じてもらうことが大事である。少しずつできることが増えてきた、無理に横並びにする必要もないこともわかってきた、この子の得意なこと（例えば鉄道に関するすごい記憶力）を伸ばしていけば良いんだ、などの穏やかな成功体験が重なることである。

さて、本人への告知は“本人が知りたいとき”が良いと筆者は考えている。初診時でも保護者の希望を聞いての告知であるから、本人でも同じである。ただ「君は発達障害かもしれないけど、診断名を聞きたいかい？」とは言えないので、別のやり方をする。

筆者の原則は「本人が質問をしてきたら伝える」である。そして、最初に伝えるのは保護者にやってもらっている。保護者がちゃんと理解し、保護者なりの言葉で伝えるのが、もっともリスクが少ないだろうと思うからである。もちろん、必要があれば診察でも補う。

そのために、保護者には心の準備をしておいてもらう。十歳前後になったら、子どもから質問があった時の想定問答を家族で考えておいてもらう。大事なことほど忙しい時にさりげなく質問される傾向があるので、慌てて誤魔化したりしないようにも伝えておく。「障害児！」といじめられている場合もあるので、どうして知りたくなったのかも聞いてもらう。「何でもないのよ」と誤魔化すことは、さまざまな意味でメリットが乏しいと思う。自分探しや自己理解の芽を摘んでしまうし、発達障害が悪いものであるという偏見にもつながりかねないからである。

第4章　初診から発達支援へ

（1）家族の受け止めを想像する

初診が終わった。昔と違い、初診前に発達支援が始まっていることも珍しくなくなってきた。原理的には診察や診断がなくても発達支援は可能なので、あるべき姿に近づいていると思う。

初診後の家族の受け止めも気になる。それによって支援の進捗も左右されるからである。細心の注意を払って見立てと診断をし、それを家族と共有した。受診の時点で覚悟はしていたかもしれないが、実際に発達障害の診断がつくことは、大きなインパクトだろうと思うのである。

筆者は、診断を聞いた後の感想をとても聞きたいと思っている方だと思う。診断の妥当性に自信がないからかもしれない。一支援者としては、より良い未来のための診断という祈りを込めているが、家族の思いは違うだろう、とも思う。時々、診断を伝えた後に「どうですか?」と聞いてしまうこともある。でも、それは診断を受け止められているだろうと思う家族にしか聞けないことである。「ええ、まあそんなものだろうと……」という答えを想定しての質問でしかない。

告知が強い衝撃だった家族には、とてもではないが、そんなことは聞けない。告知の後にパキンと音がするくらい固まってしまう家族もいるし、真っ青になったり真っ赤になったりする家族もいる。そんな時は、つくづく因果な商売だなあと、嘆息する思いにもなる。

支援者の心情はともかく、家族の受け止めはその後の支援に直結する。こちらは現状で最良と思える支援プランを提示するが、家族がそれを受け止めてくれないと支援がスタートしない。拒否的になるのも無理はないと思うが、当の本人、つまり子どもの発達は待ったなしだから、できるだけ支援の道筋に乗ってくれることを祈るばかりである。そのためにも、家族の希望を消さないようにして、発達支援という前向きのステップに進んでもらえるような、伝え方の工夫をしたい。

避けたい反応の一つは思考や行動の停止である。告知の後にひどいうつ状態になってしまうご家族もいる。発達支援が始まればまだしも、支援自体を拒否されてしまうと、こちらも身の置き所がなくなる。それまでの家庭生活自体も一変してしまい、養育危機が生じる場合だってある。告知を聞かなかったことにするような反応も辛い。親は否認するしかない、それが親の心身を守るための工夫（防衛）とは分かっているが、やはり子どもの発達がとても気になる。告知の強い副作用を目の当たりにすると、伝えたことが悪かったことのように思えてならない。

正反対の場合もある。最近では発達障害の概念が普及しているので、診断を聞いてむしろ安心するご家族もいる。衝撃はあるにしても、診断前の五里霧中の状態は脱して、これからの道筋が見えたような安堵感が漂ってくる場合もある。辛い話をしているはずなのに、感謝をされると、こちらもちょっとホッとするような、そんな不思議な感覚に包まれるのである。

後にも改めて述べるが（130頁）、受け止めはこういった両極端の間を行きつ戻りつしながら進んでいくようである。支援者としては家族の気持ちができるだけ前向きになるような伝え方をしたいと思うが、一番大事なことは子どものより良い発達であり、その両立はなかなか難しい。

（2）「療育」とは何か？

ここまで、療育と発達支援という言葉をあまり区別しないでごっちゃにして使ってきた。以下は言葉遊びのような感も否めないが、せっかくなので少し用語の整理をしたいと思う。

療育のワードで検索すると「心身に障害をもつ児童に対して、社会人として自立できるように医療と教育をバランスを保ちながら並行してすすめること。『療』とは医療あるいは治療を意味し、『育』とは養育や保育もしくは教育を意味する」などと書かれている。

発達支援はもう少し広い概念である。意味は読んで字の如しであろう。筆者は「その子の持って生まれてきた発達の力を最大限に発揮できるような環境や関わりを工夫していくこと」と考えている。発達障害支援ではなく、発達支援というところもミソである。どんな子どもにも当てはまる、ユニバーサル・デザイン的な概念であり、近年ではこちらが主流になってきている。

筆者は療育の定義にある「社会人として自立できるよう」という表現がとても気になる。近年よく耳にする「特別支援教育」の定義にも「障害のある幼児・児童・生徒の自立や社会参加に向け」と自立の言葉が使われている。では、自立とは何であるか？

これも広く誤解されているが、自分一人でなんでもできるようになることが自立ではない。小児科医でもあった熊谷晋一郎氏は以下のように述べている。

『自立』とは、依存しなくなることだと思われがちです。でも、そうではありません。『依存先を増やしていくこと』こそが、自立なのです。これは障害の有無にかかわらず、すべての人に通じる普遍的なことだと、私は思います」

人は誰でも一人では生きていけない。自立している人は、困った時に誰かに相談したりSOSを出したりして、難局を乗り切っている。一方、障害があると、どうしても困ることは多くなり、相談先は少なくなる。自立の意味を捉え直した上で、社会の仕組みの改善も必要であろう。どんな困った状態であっても、さまざまな相談先や頼り先がある状態が自立なのである。

療育に含まれる医療や治療の概念も気になる。すでに再三述べてきたように、発達支援にはそぐわない表現である。「育」についても、養育や保育はまだしも、教育に関しては幅広い意味で使われないと誤解に結びつくであろう。

再三繰り返しているが、発達支援の目標はその人なりの社会参加を果たすことである。なので、特別支援教育の定義には、自立に加えて社会参加の用語も記入されている。社会参加を目指した支援という意味で、特別支援教育の定義の方が、より現実的であろうと思われる。

ただ、現在の支援現場では、療育と発達支援はほぼ同じ意味で使われており、あまり差異にこだわる必要はない、とも思う。でも、療育という昔からの用語には、それなりの背景と目的があると感じられたので、ここで改めて取り上げた次第である。

発達支援の概念と用語が主流になっていくことを期待したい。

（3）発達支援はどうしたら受けられるか？

診断を伝えた。発達支援があった方が良いこともわかってもらった。さて次はどうするか？

筆者の勤務している療育センターは、相談・検査・診断・利用計画作成・発達支援まで一箇所で済む、いわゆるワンストップの専門機関である。しかし、こういった施設は少ない。

当センターでは、初診後の会議で発達支援の方向性を決め、自前の発達支援、地域での児童発達支援事業所、学齢期以降は放課後等デイサービスなどを案内する。地域でのサービスを希望する場合は、どんな事業所があるのか情報提供をする。どうサービスを選べば良いかは次項で述べる。

発達支援サービスを受けるためには役所の該当部署で申請をする。この際、サービス等利用計画を立てる必要がある。ややこしいことに、計画は相談支援事業所による作成が基本で、相談支援事業所についての情報も必要になる。本人や家族が計画を作ること（セルフプラン）も一応は可能である。

役所は計画申請を受けて審査をし、給付決定を行う。障害児通所支援事業者等のサービスを利用するために交付される証明書を通所受給者証という。通所受給者証にはサービスの種類、支給量（利用可能日数）、負担上限月額などが記載される。世帯所得にもよるが、受給者証があると、ほとんどの場合は利用料の九割が自治体負担、一割が自己負担でサービス利用が可能になる。

ここまでの情報は自治体のＨＰに記載されているが、自力で手続きを進めるのは大変であり、当センターのようにケースワーカーによる案内があった方が容易である。ただ、医療機関には発達支援の案内ができるワーカーがいない場合も多い。その場合は、親が役所の該当部署に赴いて相談をしていくことになる。該当部署も、障害福祉課、保健福祉課、社会福祉課など名称はさまざまである。繋ぎ先の部署を案内できるよう、役所のＨＰで事前に調べておくとスムーズであろう。

発達支援の種類についても簡単に述べておく。児童発達支援は小学校就学前までのサービスである。児童発達支援センターと児童発達支援事業所があり、前者は地域連携も含むより包括的な支援を行う。後者は小さな事業所も多く、小回りが効くので事業所ごとの特色がはっきりしている。

就学後の発達支援は、基本的に特別支援教育の枠組みの中で行う。そのため、子どもの発達に見合った就学先を選ぶことが不可欠である。それ以外に放課後等デイサービスがあって、そこでも発達支援が行われている。障害児の学童という表現がなされる場合もある。

保育所等訪問支援事業も増えている。通っている施設（保育所・幼稚園・こども園・学校・学童など）を訪問し、そこのスタッフに対し、子どもの発達を支えるアドバイスを行う。

ここまでが受給者証の必要なサービスである。それ以外に、大都市を中心に自費で行われる発達支援、医療保険の枠で行われる医療機関でのリハビリなどがある。学齢期では自治体の教育相談でも発達支援が可能なところがある。地域での発達支援を受けずに、診察での相談や薬物療法で済む場合もあり、さまざまである。受けられる発達支援には地域差が大きいので、地元のリソースを普段から調べておき、状況に応じた案内ができるとベストである。

（4）どんな発達支援を選べば良いか？

発達障害の診断がつくと、一刻も早くできるだけ多くの発達支援を受けたいと思う保護者は少なくない。気持ちとしてはよくわかるが、発達支援の原則は日々の生活の改善であり、発達支援が無いと発達しないということもない。現に、相談に来る前もそれなりに発達はしているのである。

ただ、不安に駆られ焦りが強い保護者にこういったことを伝えても反発されるのがオチである。実際には前項で述べたような発達支援の仕組みを説明して、事業所探しを進めてもらうのが良い。

狭い地域で事業所の選択肢が限られている場合は別として、発達支援の選択は保護者に行ってもらう。筆者も含め、当センターのスタッフは情報提供をはしても、どこが良いかについて断定的な〝オススメ〟はしないことが原則である。こちらが良いと思っても、本人や保護者と事業所の相性があり、空き具合も時々刻々と変化するので、保護者に選んでもらう。もちろん例外はある。

ただ、もし可能であれば、それぞれの事業所の得意分野がある程度わかっていると、情報提供をするにも絞り込みがしやすい。知的に重い子が中心の事業所、身体障害もカバーする事業所、グレーゾーンの子どもが多い事業所など、さまざまである。小回りの効くメリットであろう。

月に何日も通うところなので、子どもと保護者との相性が大事である。事前に事業所に見学に行ってから決めていくのが良い。決める際のポイントについても、いろいろな考え方がある。そもそも、空いている事業所が限られていて、選択の余地がない場合もある。

基本は、子どもの発達に見合った発達支援をしてくれる事業所が良い。空きがないからといって、合わない事業所に行くのはお勧めできない。楽しく通えないと子どもも親も長続きしない。親から見て〝少しレベルが低いかも〟と感じても、子どもが楽しく遊んでいれば、まずは通ってみたい。反対に、子どもの発達よりも難しいことを要求される事業所だと、通所自体がストレスになる。これくらいはできてほしいと高望みをしても、子どもがついていけなければ無意味だと思う。

診断がついて、まだ気持ちの整理がついていない段階で見学に行くと、その雰囲気に圧倒されて、びっくりしてしまう親もいる。ある親は「言い方は悪いけれども、こんな所にうちの子を通わせなければならないのか」と、衝撃を受けたことを正直に語ってくれた。無理もないと思う。

親の気持ちがついていかなければ、無理をすることはない。通うたびに親が落ち込んで、どんどんとノイローゼに陥っていくのでは逆効果だからである。ただ、子ども自体は喜んで活動に参加できているのであれば、なんとか保護者に自分の気持ちに折り合いをつけてもらって、通所を始めるのが良いと、子どもファーストの視点からは思う。

大都市では応用行動分析系、運動系、勉強系、遊び系などさまざまな事業所が増えている。もちろん、子どもの足りないところを補うという意味合いもあるが、笑顔で通えることも大事だと思う。

診察では、地域のリソースを睨みつつ、親のキャラと子どもの発達を勘案して、どんな事業所に通えば良いか、親の意思決定過程をサポートする。案外と落ち着くところに落ち着くものである。

（5）発達支援は多いほど良いか？

この答えはイエスでもありノーでもある。要はケースバイケースである。何度も言うように、治療による治癒を目指すのではなく、日常生活の充実と最終的には社会参加を目指すのが発達支援である。支援をすればするほどそれに比例して発達が伸びる、とは限らない。

発達支援の内容や頻度を決めるときには、子どもの発達の程度、家庭での養育状況、集団に通っているのであれば所属集団の発達支援具合などを勘案しなくてはいけない。

もっとも極端な場合、例えば、発達の遅れや偏りは重度で、家族のキャパシティーにも懸念がある、そして低年齢ということもあって集団経験が乏しいなどのケースでは、確かに高頻度の療育があると良いだろう。その反対で、そこまで重度ではなく、家族や所属集団の理解やサポートも的確であれば、そこまで高頻度である必要はない。ちなみにここでいう重度とは主に先天的な脳機能障害の度合いを指しているが、それだけではなく適応状況の程度も勘案する必要がある。

大事なことは、家庭の環境や所属集団がその子の発達に見合っているかどうかである。家庭や所属集団では足りないところを、発達支援で補っていくというイメージが原則である。

もちろん、家族にもさまざまな背景があるので、家庭環境が発達を支えるのに不十分と感じても、決してそのことを非難してはいけない。医師が親を責めると、親が子どもを責めるという、虐待の連鎖に似たような悪循環に陥るからである。

施設間連携については第7章でも述べる。所属集団での発達に合わない不適切な指導も散見される。可能ならば改善を促したいが、所属集団にもさまざまな事情があり、ケースバイケースである。

もう一つ考えに入れたいのは、親の不安や焦りである。専門家から見て、そんなに多くの発達支援はいらないだろうと感じても、親が強い不安に駆られていれば、発達支援に多めに通ってもらって、親の強い不安を減らさないことには、平穏な家庭生活にはならない。

保護者のキャパも大事である。先日診察した自閉症の三歳児、子どもは比較的重度だが、両親の理解や関わりもよさそうに見えた。よくよく話を聞いてみると、診断前から発達の遅れが明らかであったため、テレビやネットを封印し、母親はできるだけ子どもと遊ぶようにしてきたとのこと。それを高く評価し、このペースでの関わりを続けるのが良いのではないかと伝えた。しかし母親は「もう一杯一杯で限界です。診断がついたこともあり、家ではなく発達支援に通ってもらわないと、私が持ちません」とのことであった。筆者は粛然とした気持ちにならざるを得なかった。

前項に述べたように、発達支援の内容は子どもの発達に見合ったものが良い。しかし発達支援の頻度は、子どもの発達だけでは決められない。発達障害の子育ては長期戦であり、家族が疲弊してしまっては元も子もない。一昔前のように「自分で生んだ子どもだから家庭でちゃんと育てないとダメでしょう」などのプレッシャーは厳に慎みたい。親に主体的に発達支援に携わってもらうのはもちろんだが、専門家も含めたチーム全体で子どもの発達をサポートしていけば良いのである。

（6）セカンドオピニオンについて

親の話をしっかり聞いて、必要な情報収集も幅広くして、子どもの様子も把握した。診断も丁寧に伝えた。対応のコツも伝えてみた。でも、後からセカンドオピニオンを求められた。釈然としない気持ちが残らないと言えば嘘になる。でもそれはこちらの事情であって、親にはセカンドオピニオンを求める理由と権利がある。表面上だけでも快く対応をしたいものである。

本当はどこが不満でセカンドオピニオンを求めたのか、直接に聞いてみたいところである。実際にはなかなか難しいが、聞けないにしても、自分なりに振り返って反省をすることで、スキルアップにつながる。医師には言えなくてもナースや受付スタッフに不満を漏らしていることもある。自分の診療技術や態度を高める良い機会と思って、振り返りをするのが良かろう。

見立てや診断が間違っていた場合は論外として、診断や診察の内容ではなく、その時の医師の雰囲気に不満を抱いた場合が少なくない。パソコンばかり見ていて、ちゃんと診察してくれなかった、などの不満である。専門家である以前に、一社会人としての常識的な対応が不可欠である。

相談時期の問題もある。あまり早過ぎると気持ちがついてこず、診断が正確であっても不満を抱く場合がある。二歳半で明らかにカナー型であったとしても、親から見れば三歳になれば話すだろうと、医師から見れば希望的観測でしかない淡い希望に縋っている場合もある。客観的事実を伝えることとは別に、親の希望を消さないことも大切である。あえて様子を見ることもたまにはある。

　当センターで診断告知希望の有無を聞いているのは、それもある。相談は二歳過ぎだったが「希望を消したくないので三歳までは診断がついていても言わないでください、三歳になっても言葉が出なかったら、諦めて診断を聞きます」と正直に伝えてくれた親がいた。ありがたいことである。

　セカンドオピニオンを求められた場合、受診先が決まっていれば、あまりにというところでなければ、その通りに紹介状を交付する。どこでも良い場合には、普段から紹介しているようなところに案内する。いずれの場合も、紹介状は開封されるという前提で冷静な記載が必要である。

　マルトリートメントなど、発達以外の問題が根深い場合は、紹介状とは別に、紹介先との連携をしておきたい。「手紙だけだと意を尽くせない場合があるので、こちらからも電話で連絡をして、お願いしておいても良いでしょうか？」と丁寧に伝えれば、ほとんどの場合、連携を拒否されることはない。それでも拒否する場合は、かなり気になるケースということになるので、地域や行政、あるいは園や学校などの所属機関でのウォッチングが必要である。

　セカンドオピニオンで大事なことは、一方通行にしないことである。つまりセカンドオピニオンで受診したとしても、いつでもこちらに戻ってきて良いですよ、と門戸を開いておくことである。二度と帰ってくるな、というような態度でいると、向こうでうまくいかなかった時に相談先がなくなって、子どもの発達に良いことはないと思うからである。医師の側にも大人の冷静な態度が必要とされる。さらに、セカンドオピニオン先の見立てからも学べれば鬼に金棒である。

コラム

ニーズをめぐって２つばかり

ニーズは相談のスタート点である。発達支援の重要性が喧伝され、医療も含め発達支援の専門家を増やす必要が強調されている。でも、専門家は簡単には増やせない。しかも、専門家が増えたらニーズと供給の不均衡が解決するかというと、そんなことはない。支援が増えたらニーズも増える。コロナでも検査体制が拡大するとニーズも増えたのである。もちろん、ニーズに対応できるような努力は必要だが、発達障害に関しては、イタチごっこがなくなることはないと思う。なので、専門家を増やすだけでなく、地域全体で発達障害への理解を深め、地域としてはぐくめる体制を強化していくことが最も大事だと思う。

ニーズに関しては表裏があることも意識しておきたい。ニーズはアンビバレンツに満ちているのである。「癌ではないと思うが、もしそうだったら早く治療したい。とりあえず検診には早く行ったほうがよいが、癌だったら怖い」などである。

癌を発達障害に変えても同じことが当てはまる。ただ、発達障害では少しくらい放置していても致命的にはならないし、急いで治せるものでもないことも段々と知られるようになってきた。「まあ、もう少し様子をみようか」と言うことになるのである。

でも、いろいろな経緯があって相談が始まった。支援者にしてみればもう少し早く来ていればと、言いたくなることもあるが、それはこっちの事情。一方で家族は「全然心配していない」とニーズがないように見える。表面的にそう言っていても、実は不安が渦巻いていることも少なくない。外で虚勢を張っているほど中は脆弱であるのは世の常である。ともあれ、支援者はその裏表を見通す眼力が必要である。大事なことは「心配していない」と言っていても、相談に来ているというその行動自体である。あるかなきかのニーズを掬い取って、子どもの発達を伸ばしつつ、親も支援のレールに乗せるのが腕前である。

第5章　再診点描

（1）再診を巡ってのあれこれ

筆者が発達障害の診療を始めたのは一九九九年の夏である。今だから言えることだが、何をどうしたら良いかよくわからず、小児療育相談センターの看護師さんに教わりながらの外来だった。知識も不足していたので、書籍で発達障害の勉強をしつつ、恩師の一人久保田雅也先生に困っていることを質問しながら、見よう見まね以前の診療であった。小児科医の性分として〝Do no harm（まず害を与えないこと）〟を原則にしつつ、おっかなびっくりの外来であったと思う。

以来もうすぐ四半世紀、いまだに発達障害の外来診療で何をしたら良いか、わかっていない。他の先生がどうしているかもあまり聞く機会がない。今なら陪席という方法を知っているが、当時はつゆ知らずであった。ようやく陪席をするようになったのは二〇〇三年に国立成育医療センターで宮尾益知先生に出会ってからで、その後二〇〇六年からは神田橋條治先生の陪席にも伺うようになった。

初診は発達障害の診断のためのアセスメントをすればよいのだが、再診では何をしたら良いのだろうか？　身体疾患のように検査の結果を見て方針を決めることもあまりない。そこで、本章では自分はこんな風に再診をしているという自己開示の描写をお恥ずかしながらしたいと思う。

まず診察の所要時間である。現在、筆者は初診を三十〜四十分でやっている。これは勤務地にもよる。一九九九年から行っている某総合病院の神経外来は、一時間に八人も予約が入る過酷な外来で、初診も十〜十五分が関の山。三十分もかけているとカルテがどんどん積み上がり、時に待合室からクレームの声が上がる。実はこの外来は宮尾先生からの引き継ぎで、当初は一時間に十名の枠設定であった。どのみち世間の標準よりはかなり短い初診時間だと思う。

再診時間は自分の感覚だと十五分くらいで丁度良いが、少し余裕を持って二十分を基本にしている。ケースが立て込んでくると十分刻みの予約になり、さらに遅刻などあるとバタつく。

診察間隔は駆け出しのころは三カ月だったが、現在は半年毎が標準である。もちろんケースの必要度合いに応じて調整する。今の療育センターでは、初診の約一カ月後に診断名や検査の結果などを書面にして渡す再診があり、この段階で丁寧な説明をしておくと、以降は少し間が開けられる。

どこでもそうだと思うが、ケースのニーズと診察の供給枠は完全にミスマッチで、高頻度で長時間の診察をすると再診ですべての診察枠が埋め尽くされ、初診ができなくなるというジレンマに陥る。

診察の内容は、直近の様子を聞き、心配事や進路関連等の各種相談にのる。問題行動や緊急事態が発生した場合はその対応に追われる。うちのセンターはケースワーカーがいるので、事前に情報が入ってくるし、診察後の各種連携もやってくれるのでとても助かっている。普通の診療所・病院ではそうもいかないだろう。薬物処方がある場合は基本的に一〜三カ月毎の診察になる。てんかんや重身児の急変時の緊急対応は療育センターでは難しいので、地域の中核病院にお願いしている。

カバーする年齢も施設による。横須賀は十八歳未満と決められているが、上述の総合病院は年齢制限がなく、何よりバトンタッチできる先も少なく、自分よりも歳上のケースを何人も診ている。

（2）できたことを見つける

再診で大事にしているのは変化を見つけることである。特に良い方向への変化、つまり成長や発達などをしっかりピックアップし、本人と保護者にフィードバックする。毎日接していると、家族にはなかなか変化が見えないので、たまに会う診療で医師から指摘するのである。

身体面での成長は一目瞭然である。もちろん、上に伸びるのは良いが、横に伸びすぎている場合は、体重の推移と日常の食生活を聞いて、あまり膨張し過ぎないように注意を促す。

筆者は再診で身体診察をすることが多い。発達診療では必須でもないのだが、小児科の名残もあり、宮尾先生がそうしていたことにもよる。身体診察をしているといろいろな発見もある。精神科医の中井久夫先生も身体診察を大事にしていると知り、僭越ながら我が意を強くした次第である。

心配事や問題行動があって、それへの対応を求めての診察でも、久しぶりの診察であれば、まずはできるようになったことを聞くようにしている。どんなケースであれ、ポジティブな変化はあるので、そこをしっかり話題にしてから、気がかりなことへの対処に話題を移す。

できるようになったことはさまざまである。大別して①コミュニケーション②日常生活スキル（ADL）③対人スキル・社会性・人間関係など、それぞれで発達した部分を聞いていく。

言葉や会話、身の回りのことなど、どの程度自分でできるようになったか、友達付き合いや集団適応などはどう変化したかなど、子どもの発達を親と共有する。

毎日の生活が大変になって、発達と思えないようなことでも、発達の証拠である場合は多い。イヤイヤ期は人としての大きな発達である。言葉が増えると我儘など自己主張も増える。経験上からも、言葉が増える前に行動での意思表示が増え、叩くとか叫ぶなどは問題行動と間違って解釈されることもある。意思表示の意欲が増え、言葉が追いつくまでのいっときの辛抱であろうと伝える。

こだわりや感覚過敏についても、増悪したように見えるときがある。子どもが発達して、自分だけの世界から出始め、自分の身の回りのことがよくわかるようになると、興味のアンバランスがはっきりしてくる。そしてそれに比例してこだわりも増えていく。筆者はコーヒーやビールの例えをよく使う。最初は物珍しかっただけなのが、舌が肥えてくると好きな銘柄が決まってくるのである。感覚過敏の増加も同じく感覚の成長である。いずれも一時的には大変であるが、和らいでくる時期が来る。一般に、過敏などは幼児期後半がピークで、学齢期に入ると少し落ち着いてくる印象を持つ。

思春期の反抗や親離れは発達の確たる証拠である。それと並行して家族以外との人間関係も進んでいく。親にとっては寂しいが、いつまでも親掛かりでは社会参加や自立が難しくなろう。

良きにつけ悪しきにつけ、保護者は目の前の状況に圧倒されがちであるが、時間軸にそって絶えず発達していくことを伝え、できるだけ俯瞰的な視点を持ってもらう。「あの時は大変だったけど、そのうち楽になるよと言ってもらったことが支えだった」と聞くとちょっぴり嬉しい診療となる。

（3）できないことは対処法を聞く

これは何も再診に限った話ではないが、発達障害があるとひと一倍できないことが多い。そんな時に、ともすると上から目線でのアドバイスをしてしまうこともある。でも、医師の思いつきで解決するくらいならば、外来での相談には出てこない困りごとがほとんどである。

駆け出しのころは特に、質問されたらちゃんと答えないと沽券に関わると勘違いしがちである。でも、わからないことはわからないと伝え、どうしたら良いかを一緒に考えていく方が、共同作業としては正しいあり方だと思う。医師のアイディアなどタカが知れているので、答えあぐねているうちに、ケースの方で的確な対処法を編み出してくれることも少なくない。抜毛で困っていた男児で、それを草むしり行動に置き換えた保護者などが好例である。

筆者は、何かで困っていると言われた時に「そんな時はどうしているの？」と聞き返すことを習慣にしている。わかないから聞いているんじゃないか、のような雰囲気が漂ったら、「これまではどうしてきたの？」と当事者なりの対処法を聞いてみる。そうすると、ああしてきた、こうしてきた、など家族や本人なりの対処法が出てくる。

ほとんどの場合、医師が答えようとしたことは、もう実践されている。ということは、当事者の対処法以外には、はかばかしいやり方が見当たらないということでもある。筆者は正直に「僕もそれくらいしか思いつかないなあ」と告白する。がっかりされたような表情が浮かんだら、「今、いくつかやり方を言ってもらったけど、どれが一番まだ上手く行った感じかな?」と当事者の対処法の中で比較をしてもらう。そうやって、一番ましな対処法を探っていくのである。もちろん、医者の思いつきのアドバイスでうまくいくことも、たまにはある。

もう一つの習慣は、気持ちと行動を結びつける質問である。困った気持ちが出てきたら「そんな時はどう行動するの?」と聞いてみる。イライラしたら枕を蹴飛ばす、などである。イライラした気持ちを行動で発散しないで溜め込むとよくないと思うからである。もちろん、窓ガラスを割るなどの危険な行動は避けたい。せめて枕を蹴飛ばすくらいである。自室で叫ぶのも良いと思う。

問題行動が出てきた時は、気持ちを聞く。もちろん、言葉で言えるケースの場合である。リストカットでは「やる前とやっている時と終わった後の気持ちの変化を教えて」と言ってみる。そんな複雑な質問が難しい場合は、「やってみてどうだった?」と効果を聞いてみる。スッキリしたと言われたら「リストカットは気持ちを鎮めるのに有効のようだけど、もう少し危なくない鎮め方はないかなあ」と一緒に考える方向に話を持っていく。そうではなく「リストカットをしても気持ちがスッキリしない」と言われたら「じゃあ別の方法はないかなあ」と一緒に考えていくようにする。

困った時の対処行動を聞いていくことは、最終的には自分でなんとかできるようになっていく、つまり当事者能力を高めるための質問としても、悪くないと思っている。

読者の方々も、そろそろ疲れてきたとしたら、どう気分転換の行動をしましょうか?

これもケースバイケースであるが、発達障害の伴走者として、家族以外で一番長く付き合えるのは医師かもしれない。本書をお読みいただけると判るように、発達支援で必要とされるミッションは、医師以外でもできることがほとんどであり、医師以外に伴走者がいれば望ましいのだが、制度上なかなかそうもいかないことが多いと思う。年齢の制約などの例外はあるが、医療は希望すれば受けられることが多い。教育や福祉だと担当者がずっと同じというわけにもいかない。小児科医でも精神科医でも、発達のことさえちゃんとわかっていれば、ライフステージに応じたアドバイスもできるというものである。もしそんなにアドバイスができなくても伴走だけでも心強いかもしれない。

（4）年齢と発達段階に合わせた目標設定

ライフステージといっても、年齢だけでなく発達レベルも勘案してのアドバイスが必要である。例えば、一般にダウン症は標準の半分くらいのスピードで発達していくとされており、実年齢から遅れを差し引いた目標設定が必要となる。特にＡＤＬについてはそうである。

発達指数が五十であれば暦年齢の半分くらいの発達段階である。トイレ・トレーニングなども、二〜三歳で遮二無二頑張る必要はない。ただ、身体的な発達、特に思春期などは発達指数にはあまり関係なく到来する。その辺りの区別も専門家の腕の見せ所かもしれない。

再診では、年齢と発達に合わせたアドバイスをしていく。例えば、言葉やコミュニケーション、運動画の発達、社会性やＡＤＬなど、その子の発達に応じた目標を一緒に考えていく。筆者はまず保護者なりの目標設定を聞いてから、発達に見合ったレベルに修正する。不適切な目標設定は、親子双方にストレスだし、できないことを強要し続けると、親子関係だっておかしくなってしまう。

発達障害の子育ては大変なことが多く、愛着形成もうまくいきにくい。診断が判明したら、発達支援をしながら愛着形成も取り戻せるよう、訓練一筋にならないサポートが必要となってくる。どうしても訓練は粗探しの要素が否めず、〝猛烈訓練〟も親子関係を損ないかねないからである。

学習など、一昔前は小学校入学後で十分だったのが、最近では幼稚園くらいから文字や数字の読み書きを教え始める向きもある。定型発達でもちょっとそれは早いと思うが、遅れがある場合はもっとゆっくりでかまわない。どうしても親は周りと比較して焦ってしまう。そして焦ってうまくいくことは少ない。専門家のアドバイスにより俯瞰的な視点を少しでもつけてもらえると良いだろう。

思春期に近づくにつれ、人間関係や社会参加の課題も話題になってくる。人間関係で言えば、筆者が一人で平気なこともあり、人づきあいを大人目線で強要することは避けたいと思っている。

社会参加の原則は適材適所である。今の日本の福祉制度であれば、途中で大きな挫折がなければ、それなりの社会参加はできる。いや、挫折があってもできるが、無理矢理追いつかせようとか、障害を克服しようとして二次障害を起こす方が、よほど妨げになる。ゆっくりでも凸凹のままでも、少しずつ成長発達していけるよう、周囲の大人が〝DO no harm〟の姿勢を維持できるよう、本人と保護者の伴走者としてサポートしていきたい。親の適切なスタンスを支持するだけでも効果抜群である。

（5）学校や就労の相談

これらの事柄も、医師でないと対応できないことは決してないのだが、諸般の事情からこういった相談に乗ることも多い。あるいは、もしかしたら筆者だけかもしれないが、前にも述べたように他の医師がどういう診察をしているのか、なかなか知る機会が無いので、なんともよくわからない。

学校や就労がらみの相談については、前著『発達障害のある子育て』（岩崎学術出版社）で詳しく述べてある。この本は主に保護者に読んでもらいたくて書いた本であるが、支援者にも参考になると思う。興味があれば参照していただけるとありがたい。

さて、学校でも職業でも同じであるが、その子に見合った環境設定が何より重要である。このことは保育所・幼稚園・児童発達支援事業所などを選ぶ時にも当てはまる。毎日に近いくらいの高頻度で何年も通うところであるから、長続きすることが何より大事である。そして長続きするためには、発達に見合っていることが大事である。身の丈にあった環境設定が大事なのである。

例えば、小学校の選択を例にしてみる。療育センターのような専門機関では、発達段階に加え、幼稚園や保育園での集団適応も把握し、地域の小学校の状況も勘案した上で、無理のない小学校選択を勧めることができる。通常級で黄色信号が灯りそうであれば、最初は躊躇なく支援級からスタートするのが良いと考え、それを勧めていく。

中には「ちょっと高望みかもしれないが、最初は通常級でやらせてみて、ダメだったら支援級に移します」と言う親御さんもいる。こちらかみると、壁にぶつかる可能性が高いのに「ダメだったら考える」という前提がなんとも痛ましいと思う。なので、一生懸命説得することになる。

そんな時、かかりつけの小児科医など、あまりよくわかっていない立場の人が、短時間の外来の様子を見ただけで「通常級で大丈夫じゃない」と思いつきのように言われると、もう大変である。

反対の場合もある。知的にも社会的にもまずまずなのに、予防注射の場面で大暴れをして「支援学校にでも行ったら？」と言われて大層に落ち込んだ親御さんもいる。医師の一言はとても重みがあるので、くれぐれも軽々しい発言は謹んでほしいと思う。

発達特性などを考えて支援級を勧める場合にも、「ダメだから支援級に」のような物言いは禁忌である。ダメ人間の烙印を押しているようなものだ。そうではなく「発達特性を考えると、支援級でじっくり過ごした方が最良の発達が期待できる」とポジティブなニュアンスで伝えてほしい。

中学や高校の進路選択でも同じである。学年や年齢が上がるほど、失敗体験は本人に強いトラウマとなり、人生を大きく左右しかねない。無理は禁物ということをくれぐれも忘れないでほしい。

就労についての相談は、少なくとも筆者の外来ではあまり多くない。これも前著に詳しく記しているが、現在の制度ではさまざまな社会参加の道がある。就労に関しての相談機関も自治体に設置されている。高校などで相談に乗ってくれることも多い。医師としては、本人や保護者の気持ちや意向を傾聴しながら、やはり無理のない就労につながるよう、サポートしていきたいものである。

コラム

支援者のトレーニング　その１
――陪席とスーパービジョン

書籍での学習では知識が増える。それも不可欠であるが、目の前のケースに何をどうしたら良いかまでは教えてくれない。そこで、臨床の腕を磨くのには陪席とスーパービジョンが良いと思う。小児科医には馴染みがないかもしれないが、先達の外来の見学と個人ケースカンファレンスのようなものである。

発達支援はマニュアル化できない。一定のやり方はあるが、医師によってもケースによっても、やり方は臨機応変である。それを学ぶ一つの方法は外来の陪席である。

筆者は発達支援を始めてから壁にぶつかり、精神科も勉強もするようになった。最初は書籍で学んでいたが、いろいろな経緯があって神田橋條治先生の陪席が可能になった。一見であったが手紙を書いて許可をいただき、喜び勇んで鹿児島まで通った。見るもの聞くものすべてが衝撃であった。併せてスーパービジョンの機会もいただいた。自分が困っているケースを持っていって、一対一のケースカンファを90分。これもすべてが衝撃であった。

スーパービジョンの効果は抜群であるが、汎用するのはなかなか難しい。指導する立場になってみると、さまざまな雑用も増え、時間と体力が全く追いつかないのである。

そこで、集団でのケースカンファレンスも良い。スーパービジョンの公開版である。ケースを出すには勇気がいるが効果も大きい。聞くだけでも勉強になる。こういう機会は口コミで探すしかない。仲間内でやる「指導者のいらないクイズ形式の事例検討会」というのもある（94頁)。

なお、師匠は肌に合う人を選びたい。師匠からの指導で、自分が必要以上にボロボロになるのは本末転倒だからである。もちろん指導であるから、至らぬ点を指摘してもらい、自分なりに反省して改善するのであるが、厳しいだけの指導では自尊心も損なわれ、それが支援者の支援にも影響を及ぼす。せっかく指導を受けたのに，厳しいだけの支援になっては元も子もないのである。

第6章　チーム支援における医師の役割

（1）発達障害のチーム支援

今でこそ、医療もチームでの対応が不可欠であることが当り前となってきた。もはや一人の医師だけではすべてをカバーできないのである。身体疾患の場合でも、病巣そのものだけではなく、日常生活のさまざまな習慣が、病気の全体像に関係してくることがわかってきているからでもある。

生活習慣病のチーム支援の代表が糖尿病に見られると思う。血糖のチェックや合併症の診断と治療は医師の役割が大きいが、それ以外に薬物をちゃんと飲んでいるか、インシュリンを投与している場合はそのやり方は正しいか、などは薬剤師の出番でもあろう。食事療法の重要性は言うまでもなく、ここでは栄養士の貢献が大きい。アルコール依存などが絡んでいる場合、ベースに精神疾患が潜んでいる場合もあり、精神科医や心理職のみならず、精神保健福祉士や社会福祉士などによるケースワークの必要もあろう。ともあれ、関連職種全体による支援が必要となる。

発達障害や精神疾患は器質的な原因が明らかでないこともあり、治療という側面だけではなく日常生活への支援も重要となってくる。それ故、余計に医師以外の出番は多くなる。

発達障害は発達特性と環境とのミスマッチから支援が必要となってくる場合がほとんどである。そうすると、生まれつきの体質と生活習慣のミスマッチから発症する生活習慣病とパラレルではないかと思っている。環境を発達に見合ったものに調整することで、障害の部分は最小限になるのだから、発達障害にも生活環境病の要素があると考えても良さそうである。

しかも、元々の発達の特性や凸凹は医学的に治癒できないのだから、なおさら環境調整が欠かせないし、そのためには生活全般への目配りが不可欠となってくる。そうなると診察室から外に出ることの少ない医師だけでは、十分な支援が成立しない。

本章で述べるように、子どもの毎日の生活に関わってくる大人たちすべてが、理解と配慮と工夫をすることで、発達障害の日々の生活が穏やかなものになっていく。つまり、子どもの周囲の大人たちがすべて、発達障害の支援チームの構成メンバーになるのである。

園や学校の先生と支援の話をしていると、「われわれは発達障害の専門家ではないので」と言われることがある。時に保育や教科学習のあり方にまで、医師にアドバイスを求められることすらある。医師はそういったことについては専門でないため、とても面食らう。

発達障害があるとそれに圧倒されてしまうのかもしれないが、それ以前に子育てや保育や教育の観点が必要となる。後にも述べるが「養育なくして療育なし」なのである（118頁）。

障害の専門家ではないにしても、子どもにまつわる専門家であることは間違いないのだから、それぞれの専門性に、ちょっとだけ発達支援の視点を組み込んでくれれば良いのである。そして、その発達支援の観点については、われわれがお手伝いをしていけば良いと思う。

それぞれの立場での専門性をすり合わせ、子どもたちのより良い毎日と発達のためにちょっとずつ力を尽くしていく。それが発達障害のチーム支援である。

（2）チームの中心は本人と家族である

発達支援は医療よりも福祉的なサービスの要素が強いと述べたが（21頁）、筆者は医療自体もサービス業だと思っている。もちろん学問としての医学にはサービス業的な要素は多くはないが、人間の健康に奉仕する学問と考えれば、医学だって広義のサービス業と考えられなくもない。

特に発達支援の場合は、発達障害のある人の穏やかな毎日や社会参加を目指していくわけであるから、中心には本人と家族がいて、その周りに各種専門家がいて支援チームを作っていくのが、本当のあり方だろうと思う。しかし、ともするとそういったことが蔑ろにされることが少なくない。

〝Nothing About Us Without Us（私たちのことを、私たち抜きに決めないで）〟

これは当事者による意思決定の重要性を端的に表す警句である。健康な人や定型発達の場合は、自分のことを自分で決めるのは当たり前のことであって、殊更に主張することでもない。もちろんさまざまな状況の中で、第三者や周りの大人に意見を求めることもあろう。でも、基本は自分で決める。

ところが、障害があったり子どもであったりする場合は、当事者には意思決定能力がないと勘違いしてしまう傾向がある。もちろん、通常と同じ能力があるかはケースバイケースだが、だからと言って、支援者が全部を決めてしまってはいけない。医師をはじめとした支援者は、日々の業務に流されているとどうしてもワンパターンの〝お仕着せ支援〟に陥ってしまいがちである。でも、どんな子どもにも自分の意思があり、それを尊重すべきことはしっかり自覚しておきたい。

先日、ＡＤＨＤの小二男児に薬物療法を開始した。初診の際に、子どもの見立て、環境調整のやり方、そして複数の薬物療法の選択肢を（自分としては丁寧に）話した上で、親子とも相談した（と筆者は思い込んでいた）結果、グアンファシンを処方した。

ところが次の外来で、その子から「薬物療法を始める前にもう少し自分の言い分を聞いてほしかった」旨が伝えられた。筆者が眠気や血圧低下の話をしたところ、内服が怖くなってしまい、どうしようかと思い悩んでしまったのだが、筆者と母親に気圧されて、その場では何も言えなかったとのことであった。幸い、良心的な母親が子どもの不安を丁寧に聞き取ってくれ、処方から一週間くらいして、ようやく内服を始められたとのことであった。多動→ＡＤＨＤ→環境調整の限界→薬物療法開始、という支援者サイドのワンパターンで勝手に決めていたのである。

拙著『発達障害支援の実際』（岩崎学術出版社）でも触れたが、当事者中心のチーム支援のありようを巡っては、オープンダイアローグの考えがとても役に立つ。この考えの主軸である〝治療ミーティング〟のメンバーは、当事者と当事者にまつわる人々と支援者である。中でも、当事者についての評価や今後の方針の検討など、専門家同士の対話を当事者の目の前で行う〝リフレクティング〟という技法は、当事者中心のオープンダイアローグの真骨頂であると思う。言ってみればケースカンファレンスを本人臨席の元で行うようなもので、なかなか現実にはならないが、せめてそのイメージでカンファァをしたい。支援者の腕と支援の質が上がることは間違い無い。

（3）医師としての心構え

本項では天に唾することも厭わずに、筆者の反省を含めて述べてみたい。お耳触りの点もあるかと思うが、それも含めてお読みいただければ幸いである。

発達障害のチーム支援に医師が入ると、その意見はどうしても重視されがちである。それが間違っていたとしても、である。そして医師の言うことだからと、間違った方向に進む危険性もある。もし正しかったとしても、医師は声高に主張しすぎないようにしたい。

最近の医師は〝パターナリズム〟の影響を受けていないことが多い。それでもなお「強い立場にある者が、弱い立場にある者の利益のためだとして、本人の意志は問わずに介入・干渉・支援する」という〝パターナリズム〟に陥っていないかどうか、常に自問自答が必要である。

発達障害の支援では、唯一正しいアドバイスを上から目線で与えるのは良くない。ケースバイケースの状況で、少しでも生活が穏やかになるようサポートをし、ケースにとって現実的なアドバイスや支援を少しずつ提案していくのが王道である。それにはチームの共同作業が不可欠である。

筆者も含め、医師はどうしても問題解決型アプローチが染み付いている。そういう教育を受けてきたので仕方がない。しかしその弊害も大きい。何より問題解決策の押し売りになりかねない。また、問題が解決されないと、やることが無くなったと勘違いして、支援から手を引いてしまいかねない。

ターミナルケアの現場では、万策尽きた患者のベッドサイドには医師の足が向きにくいとも聞く。本人にしてみれば、そんな時こそ側にいて寄り添ってほしいだろうに……

問題が解決されないことを認められず、さまざまなアドバイスを繰り出し、有難迷惑になることだってある。医師は何もせずにただ寄り添うことは、苦手なのである。

筆者が最も嫌うのは、チームの中で医師ばかりが発言をしてしまうことである。身体疾患の治療ならまだしも、発達支援のチーム支援では、医師以外の考えやスタンスはとても大事であり、支援の役に立つことも多い。医師ばかりが発言をしてしまうと、チームの他の構成メンバーの持ち味が生かされず、みんなの支援の力が全然発揮されずに、共同作業にならないのである。

もちろんチームには本人や家族も含まれる。医師の意見が強すぎると、極端な場合、医師のアドバイスへの依存のような状態になってしまい、困ったことがあるとなんでも主治医の見解を求めるようにもなりかねない。そのうち医師もうんざりしてしまって見放すような雰囲気が醸し出され、こうなると医原性の二次障害だって発生しかねない。

医師は自分の見解やスタンスを常に振り返り、それが正しいか、そして何より目の前のケースの役に立っているかを自己検証する必要がある。そしてチームすべてのメンバーの意見を引き出し、チームとしての最良の支援が生み出されるように振る舞うことを心がけなくてはならない。

立場上、チームリーダーは医師が務めることもある。でも、医師は縁の下の力持ちで十分だと、筆者は思う。言うまでもなく、真のチームリーダーは当事者だからである。

（4）支援に関わる専門職

ここからは医師の役割を離れ、横須賀市療育相談センターのチームを念頭に、それぞれの専門職による支援について述べていく。さまざまなバイアスのかかった個人的な物語である。御了解いただきたい。

①ソーシャル・ワーカー（ＳＷ）

当センターは療育センターではなく療育相談センターと銘打っている。筆者が名付けたわけではないが、この名称にこそセンターのあり方が端的に示されている。つまり療育だけではなく、相談もするセンターなのである。療育を狭く考えればセンターで行う直接支援であるが、それだけでは支援は成り立たない。次章で詳しく述べるが、各種相談も含めた間接支援がとても大事なのである。

間接支援の担い手はソーシャル・ワーカー（ＳＷ）である。資格としては社会福祉士か精神保健福祉士で、当センターには一〇名程度配置されている。ほとんどが常勤職である。ＳＷが支援の担い手であることは、当センターを含め、われわれの施設を運営している社会福祉法人青い鳥の大きな特徴であると思う。すべてのケースに担当ＳＷが配置され、いわば主治医のような役割を果たしている。

電話による相談申し込みからＳＷの仕事は始まる。相談の内容を簡単に聞き取り、当センターが発達支援の機関であることを伝え、来所による初回面談の日程調整をする。

初回面談（インテイク面接とも呼ぶ）では、第3章（34頁）で述べた、支援に必要な情報を聞き取る。一時間余を要するようである。場合によっては園や学校など、紹介元と連絡を取り支援を始める。その後、発達評価、診察、方針決定会議、実際の支援と進んでいく中でも、主導的な伴走役を果たす。さまざまな専門職にケースの情報を口頭や書面で伝えるのも重要なミッションとなる。

支援の開始後もやることは多い。ニーズが高いのは子どもの所属機関への支援である。詳細は省くが、利用者の承諾を得ての各種情報提供やアドバイス以外に、機関同士の連携であるコンサルテーションなども行う。専門職と一緒に現場に赴いての巡回相談を行うこともある。

最近では、いろいろな児童発達支援事業所（108頁）があるので、地域の事業所の情報提供や連携も行う。また、当センターはサービス等利用計画の作成も担っており、これもSWの業務である。学校連携や、十八歳以降の支援が必要な場合の移行支援も行う。当センターは横須賀市の意向を受けて、十八歳未満までが利用対象となっており、しかも利用者の過半は小学生以降のいわゆる学齢児である。したがって、特別支援教育をはじめとした教育との連携も不可欠である。不登校もどんどん増えてきている。時に本格的な児童精神科の加療が必要な場合があり、その調整も行う。マルトリートメントを巡っては保健センターや児童相談所との連携を行い、養育困難な家庭などの場合でも、サポートの一端として対応可能な発達支援を行うこともある。保護者支援の重要性は言うまでもない。

このようにSWの業務は極めて多岐にわたっているが、SWが配置されている分、医師は本来の診療業務に集中ができて、とても有難い状況である。しかしSWが質量ともにここまで充実しているセンターは、全国でも数少ないと思われる。

②心理職（公認心理師など）

少し前まで、資格としては臨床心理士がメインで、現在もそうかもしれないが、国家資格の制定によって公認心理師の資格が今後は必須となっていくと思われる。名称にかかわらず業務は同じである。

当センターではSWによるインテイク面接後の別日に、原則として全ケースに心理士による発達評価が行われる。これもとても珍しい。何故なら初診前なので病名がつかず、保険診療に乗らないのでコストが取れないのである。行政が設置した公的機関だからこその取り組みであるが、近隣の政令指定都市では必ずしもこうではなく、診療後に発達評価がなされるので、やはり横須賀市の独自の素晴らしい取り組み（だと自画自賛）である。心理士は常勤五名と非常勤の配置である。

言うまでもなく、医師による初診の段階で発達評価がされていることは、診療上とても有益である。当センターの場合は、年齢毎に新版K式発達検査、田中ビネー知能検査Ⅴ、ＷＩＳＣ－Ⅳなどを担当心理士の判断で使い分けてアセスメントするのが基本である。もちろん、検査によるフォーマルな評価だけではなく、インテイク面接で得た情報をもとに、生活全般に幅広く目を配り、包括的な発達の評価がなされる。マルトリートメントの併存なども、ここで確信がもてる場合もある。

さらに、当センターでは発達評価の結果を保護者にフィードバックしている。初診前におおよその発達状況が保護者に伝わるので、支援のスタートが比較的スムーズになっていると思う。

もちろん、初診を経ないと支援がスタートしないわけではない。ＳＷによる電話相談やインテイク面接を受けて、保護者の許可を得た上で子どもの所属機関に連絡し、集団場面での子どもの状況を聞き取ることもある。その際、より良い集団適応のためのアドバイスを求められることもある。多動や衝動性などが激しくて、集団適応が不良で所属集団も大変に苦慮している場合は、初診前であっても、心理士とSWなどで巡回相談を行ってくれることもある。

発達・知能検査で知的障害がはっきりした場合、家族の希望があれば療育手帳などの取得を初診前に案内することもある。年長児（五歳児）で夏以降に相談が開始された場合、検査で知的障害が明らかとなり、医師の診察よりも小学校の就学相談を急ぐべき時は、初診に先立って教育委員会に繋いで小学校の相談を始めてしまうこともある。保護者の気持ちがついていかない場合もあるので、あくまでケースバイケースであり、SWと心理士の阿吽の呼吸にてケースワークをしていく。

当センター内での初診後の幼児期の療育には、心理士などセラピストによる個別指導と小集団療育がある。小集団療育の主体は保育士であるが、SWや心理士なども絶えず流れに寄り添う。数年前からは、ペアレント・トレーニングを心理士主導で行なっている。

就学後の支援は、当センターでは間接支援がメインであり、特別支援教育や放課後等デイサービス、時に学童保育などとの連携もある。これはSWが中心であるが、時に心理士なども関与する。

入学後も発達特性から来る不適応が強く、短時間の医師の診療で支えることが難しい場合は、心理士による心理療法をせざるを得ない場合もあるが、これは例外的で少数にしたいと思っている。

③言語聴覚士（ST）

保護者が最初に気がつくのは言葉の遅れであり、主訴の筆頭も言葉にまつわる相談である。なので、範囲を広く取れば言語聴覚士（ST）の出番はとても多い。ただ、当センターの常勤STは二名であり、支援サイドの都合もあるので、STの出番はある程度、限定的なものにならざるを得ない。

幼児期早期の言葉の遅れの場合、言葉だけを切り取って伸ばすというよりも、発達全体の底上げが不可欠である。全体の発達や集団適応が伸びていくことにより、結果として言葉も増えていく。なので、保護者が言語訓練を希望していたとしても、全体的な発達支援を進めていくことがほとんどである。意を尽くせば伝わることが多いが、時に釈然としない思いで、別の医療機関で言語訓練を受けている幼児がいるのは事実である。

他機関の支援を受けている場合も、内容が重ならない場合は容認している。容認という言葉は上から目線だが、子どもにとって必要とは思えない支援でも、親の不安と訓練を提供する機関の利害が一致すれば、こちらがとやかくいうことではないと思うからである。ただ、あまりに似た内容の訓練、STで言えば構音訓練などを二箇所でやるのは混乱の元だと思うので、一箇所に絞るように伝えることはある。担当者によって微妙な差異が生じるのは避けられないからである。

さて、当センターでのSTの役割は、聴力検査（学齢前初診は原則全例施行）、耳鼻科医との連携も含めた難聴児の対応、専門の小児歯科医やPT・OTとのチームよる摂食指導、構音訓練、言語指導・訓練、吃音対応と指導などである。構音訓練は一対一の個別指導ができる五歳児以降に行うことを原則としている。発達の遅れが顕著である場合は全体の発達が上がらないと個別の構音訓練はさしたる効果をあげない。もちろん、訓練効果だけではなく、別に親の不安の解消も必要なので、医師の診察だけで保護者が安心しない場合には、STによる評価とアドバイスを依頼することもある。時に、重症心身障害児のコミュニケーション支援もSTが行うことがある。これも他職種とのコラボである。

最近では学齢児の読み書き障害のアセスメントが増えている。これは知能検査に加え、言語評価、場合によっては作業療法の評価もやって、総合的な見立てと支援方策の検討を行う。

読み書き指導の現場は学校現場での日々の教科学習における配慮であり、当センターの役割は評価と学校へのフィードバックである。さまざまな事情から学校現場での指導が行き届かない場面も多く、学年が上がれば上がるほど本人の自尊心も低下していて、支援に難渋するのが常である。

当センターの場合、ST／PT／OTのアセスメントと訓練は、初診後の別日に、医師のオーダーを受け障害児リハとして行っている。ここからは保険診療の枠組みに入る。

実際の訓練には結びつかない状況、専門用語で上から目線で言えば〝訓練の適応がない〟場合は、診察で医師から説明をして訓練に相応しい時期を待ってもらうか、他の支援を受けてもらう。それでも、保護者の焦りが強い場合などは、評価やアドバイスだけでもST／PT／OTに依頼して、しっかり説明してもらわないと不安が拭いきれない場合もある。

④作業療法士（ＯＴ）

当センターの作業療法士（ＯＴ）は常勤三名である。ちなみに、横須賀市の人口は三八万人で、当センターの年間初診は五百名程度である。市内の児童発達支援センターは一箇所で、横須賀市の発達障害のほとんどが相談に来ている。

言語の問題と同じく、発達障害児の多くには身体の使い方の問題も併存しており、発達性協調運動症の診断がつくケースも少なくない。故に、発達に課題がある子どもの場合、本質的には全員にＳＴやＯＴのアセスメントを受けてもらい、必要なケースには訓練をするのが理想だが、支援リソースの問題からもそれはできていない。

筆者が十五年前に研修に行ったフィラデルフィア小児病院の自閉症センターでは、初診ケースは全例が心理・ＳＴ・ＯＴの評価を受けていて、それを受けて支援方針を決定していた。初診は月十ケース前後と、病院ならではの状況が許されていたが、当センターのような公的な施設では、数的なニーズに対応しないわけにいかない。ＳＴ同様、ＯＴの出番は相対的に限られたものになっている。

とは言え、ＯＴのカバーする範囲は広い。第一は身体障害児である。次項で述べるように、未歩行ケースの運動発達支援は理学療法士（ＰＴ）から開始されるが、歩行が確立しても粗大運動や微細運動や協調運動などで支援が必要な場合はＯＴの出番である。歩行の問題がなくても、運動面の発達が全体発達と比べて遅れていればサポートを検討する。運動機能が全体発達と比べて遅れているかどうかの判断は、医師でも難しい場合があるので、ＯＴのオーダーをして評価依頼をする。

感覚の問題や感覚統合訓練、日常生活スキル（ADL）、姿勢保持のサポートもOTの守備範囲である。摂食を含めた食事動作、衣服の着脱、排泄の訓練や遊びなど、家庭や所属集団だけでは支援や工夫が行き届かず、発達が滞りそうな場合は、個別訓練の対象になる。もちろん、当センターの通園や他の集団に対するアドバイスやコンサルテーションも重要なミッションである。

道具操作や書字の評価・支援も行う。小学校に入って板書などが不可欠な状況になって書字障害があると学習の遅れに直結する。日本では殊にそうである。STのところでも述べたが、近年は読み書き障害を疑っての相談が急増している。実際に会ってみると、知的な遅れやそれ以外の発達障害が原因で読み書きの遅れが生じている場合の方が多い。いうまでもなく、本当の読み書き障害ではない場合は、それ以外の要因への視点の転換と、個々の状況に応じたサポートが必須である。

近年話題となっているのは「見る力」の障害である。見て書き取る力が遅れていると、学習に大きな齟齬を生じる。OTによる視知覚、目と手の協応、眼球運動を主軸とした視覚関連基礎スキルのアセスメント（WAVESなど）も、支援の役に立つ。

STの項目でも述べたが、学齢児の場合、学習支援の現場は学校だと思う。療育センターでのアセスメントやアドバイスを伝えても、生かされないことも少なくい。教育サイドの何よりのゆとりと、そして的確な理解と工夫が不可欠であって、療育機関だけでは難しいのが実情である。

⑤理学療法士（ＰＴ）

当センターの理学療法士（ＰＴ）は常勤二名である。筆者の最初のサブスペシャリティーは小児神経で、身体障害児も守備範囲なのだが、あまり勉強をしてこなかった。当センターに赴任してからいろいろと教えてもらって、辛うじて小児神経科医の端くれとして生き残っているような有様である。

当センターにおけるＰＴの第一のミッションは、未歩行児の支援である。脳性麻痺、ダウン症、そのほか中枢神経由来の運動発達遅滞や原因不明の運動発達遅滞などにより歩行開始が遅れる。言葉の遅れと同様、歩行の遅れも目に見えて明らかなので、保護者からのリハビリのニーズは高い。

脳性麻痺やダウン症では、歩行の問題だけでなく広範なサポートが必要となる。歩けたとしても負荷の少ない歩き方の習得が必要である。歩行が可能にならない場合の移動手段の工夫や、補装具・車椅子を通じた支援もＰＴのミッションである。リハドクターとのコラボも含め支援が進んでいく。

人工呼吸器を装着している重度身体障害児が通ってくることもある。重身児などではリハビリ以外に、車など移動手段の調整や、場合によっては居宅訪問して家庭の建築構造の調整工事なども検討する。療育センターは訓練室に留まらない地域全体を目配りしてのサポートが必須となる。

特別支援学校との連携も行なっているが、学齢児以降、本来は学校配属のＰＴへのバトンタッチが主なミッションである。年齢が上がった重度障害児の支援も、医療機関があればバトンタッチしたいのだが、なかなかうまくいかない。ひとまず当センターでカバーしているケースも少なくない。年齢が上がると変形や疼痛、リハビリ・モチベーションの低下などがあり、ただ訓練をするだけではなく、子どもへの説明と説得が必要である。リハの地域移行は大きな課題となっている。

さて、当センターに来て初めて気がついたことはたくさんあるが、その一つに脳性麻痺やダウン症にも狭義の発達障害が合併するということがある。

学齢になっても未歩行の重たいケース、感覚過敏やこだわりもあって、癇癪も激しかった。当初は性格だろうかなど、的外れな見立てをしていたが、PTに指摘され、改めて保護者と特性を見直し、ASDの併存として支援した方がスムーズではないかという共通理解に到達した。少量のリスペリドンで癇癪が劇的に改善したのも印象的であった。後でも述べるが、診断が一ついて、それが脳性麻痺のような確定的なものであると、それ以外のアセスメントが止まってしまうという悪い癖を除去しなければ、と思わされたケースである。なお、ダウン症でも同様の経験はある。

当センターに併設されている通園施設には三歳児から五歳児までのおおよそ百名程度が通園してきている。もちろん身体障害児も含まれている。通園の保育士に対するアドバイスも、PTに留まらず、OT・ST・心理職の大事なミッションである。

近年では保育所等訪問支援事業もスタートし、さまざまな専門職とSWが園を訪問しての支援も始まっている。スタッフはあまり増えないのに、業務は増える一方である。

⑥看護師・保育士・栄養士

支援チームの中で、それぞれがとても重要なミッションを果たしている。

まず看護師である。療育センターの看護師の立ち位置はとても難しいものがあると思う。医療機関のような診療業務における補助だけではない。外来診察のマネージメントやセッティング、患者の診察室への案内、次回の予約や薬局の案内など、種々の業務がある。それ以外にも、診察後に悲嘆にくれている保護者のサポートをしてもらうこともある（SWももちろんしている）。身体症状や精神症状など、不調時の電話対応の窓口は基本的に看護師である。

通園施設では、全体のラウンドによる通園児の体調管理、医療的ケア児の対応、てんかん発作などの急変児のアセスメントや救急搬送の判断（最終決定は管理職）、各種感染対策も守備範囲である。言ってみれば、医療的な立場でのケースワーク全般も含めた内容が、療育センターの看護業務かもしれない。同じ福祉でも、小規模施設における看護師のミッションは比較的限定的なのかもしれないが、当センターの場合は際限ないくらいの仕事がある。

保育士は通園施設での保育と外来で行われている小集団療育の保育を担っている。子ども二〜三人に対し保育士一人の配置である。筆者としては通常保育の延長線上でも良いかなあと不遜なことを思っていた時期もあったが、そんなことは到底ない。集団適応の難しい子どもの保育は特に腕の見せ所で、癇癪パニックひとつとっても対応はケースバイケースである。保育スキルに留まらず、いろいろな支援の引き出しが必要となる。保育士だけでなく他職種とのチーム連携で保育も成り立つ。

横浜に近いという土地柄もあり、当法人の揺籃期に故佐々木正美先生が重要ポストについていたという経緯もあり、TEACCHプログラムを勉強しているスタッフは少なくない。障害児保育の一つのベースとしてはとても大切な支援技法で、支援者は誰でも一度は勉強するのが良いとと思う。

残念なことは、TEACCHプログラム発祥地アメリカのノースカロライナのように、地域全体が構造化されていないことである。構造化は療育の入口としてはとても大事だと思うが、構造化されていない地域の集団でどう過ごしていくか、〝脱構造化〟の発想も必要であると筆者は思っている。

栄養士も常勤配置されており、通園施設の給食、特にさまざまな食形態の準備に携わっている。子どもの摂食過程の発達のみならず、障害特性も理解してないと務まらない高度の専門性が必要とされる。ただ、当センターの栄養士は比較的若手が多かったという歴史もある。つまり、単独での業務ではなく、さまざまな専門職とのコラボでの支援ができる柔軟な発想が不可欠だということかもしれない。もちろんこれは栄養士に限らない。食事ひとつ取ってもチーム支援なのである。

医療事務やセンター全体の管理業務も、支援の下支えとしては極めて重要である。基本的に行政からの財政的援助で運営している機関ではあるが、それでも財政的な視点は不可欠である。

筆者は医師であるが所長も兼務している。職員のさまざまなマネージメントも含め、医学部では全く習わなかったことばかりで、毎日が勉強である。

コラム

支援者のトレーニング　その２
——指導者のいらないクイズ形式の事例検討会

仲間内での事例検討会もトレーニングには良い。

“お説ごもっとも”と教授たちの高説を拝聴する医局でのカンファではなく、仲間内での対等な議論である。それだけでも勉強になるし、愚痴を聞いてもらうのも支えになる。ケースを出してみんなで意見を言う横並びのやり方と、誰かが指導者役を務めるやり方がある。指導者役をやることもトレーニングになる。

神田橋先生が強く勧めるのはクイズ形式の検討会である。例えば「どんどん食べて、しまいには嘔吐する子が来ました。まず知りたいデータは何ですか？　また何故そのデータが最優先のデータになるのですか？」と投げかけて、みんなに説明してもらう。意見が出尽くすまでデータを開示せず、討論の流れに応じて順次データを開示する。そして「では、この次には何を知りたいですか？　その理由は？」と続けるのが標準形である。

限られた情報からその次を考え、全体像を読み取れるようにしていくのが何よりの訓練になるのである。紙のレジュメは禁忌である。クイズ形式に限らず、レジュメは流れを読み取る訓練を阻害するので、無い方が良いと思う。もし配られても、その場では見ずに、ケースのプレゼンを耳だけで聞いて、全体像をイメージする癖をつけると良い。

仮説を立てて答え合わせをすることはすべてトレーニングになる。筆者は初診ケースについて、いろいろな情報を聞く前に待合室での様子をチラッと見て、診断や知能指数を当てる訓練をこっそりしている。答えが後でわかるところがミソであり、当たると嬉しい。

同じく、ケースのこれからの推移について予測して、カルテに書いておくのも良い。2歳になったばかりASDでカナー型の匂いがするが、カナー型になっていくのか否か。自分の見立てが違った場合は何を見落としていたのか、当たった場合は何がよかったのかなど、要因分析をする。その後の経過という厳然たる答えがあるので、一人でトレーニングができる。

第7章　地域支援における医師の役割

（1）地域支援への心構え

本項ではこれまで本書のあちこちで述べてきたことをおさらいしてみたい。

発達支援の主たる場は日常の生活場面であって、専門機関はそのサポートをするに過ぎない。日々の生活がその子の発達にとって最良の土壌になるようにしていくことが、発達支援のミッションである。そしてそのためには、その子と毎日関わりを持つ多くの大人たちが、発達の特性を理解し、暖かな眼差しと、的確な配慮が得られることが望ましい。反対に、障害や凸凹があるからといって、忌避して排除するようなことは厳に慎まねばならない。

知らないうちは、どうしても障害への偏見が生じかねない。それは医師とても同様である。ふとした言動に差別の気配が漂うと、それは敏感にキャッチされ、最終的に障害の排除につながる。医師をはじめとする支援者は、内なる差別や排除の感覚を自覚しておく必要がある。そういった感覚が皆無であれば理想である。でも実際に皆無にするのは難しいので、まずは自覚が必要と思う。

また、地域と関わるときは「劣っているから特別の支援が必要である」と言うような言い回しよりも「発達の特性上、ちょっとした工夫や配慮があることで、この子なりの生活を送ることができるし、この子なりの発達も期待できる」と言うような前向きの表現を徹底したい。

地域のリソースはさまざまである。そしてそれは発達支援の専門機関だけではなく、幼稚園・保育所・こども園・学校・学童・企業など、生活の場にあるものがすべてリソースとなる。障害児がスムーズな就労ができやすい地域ほど、その地域のリソースがしっかりと開拓されていることになる。リソースを探して繋ぐのは専門のSWに頼めると理想だが、医療機関ではそうもいかない場合が多い。医師が保護者をサポートして、SWの代わりを果たせるように手伝っていけると良い。

これもくり返しになるが、子どもの発達特性を保護者と共有し、日常生活でどんな環境が良いかを一緒に考える。現在の所属集団で発達が担保されている場合は、無理にあれこれ事業所を探す必要もない。反対に、所属集団だけでは少し不十分な場合は、地域の児童発達支援を探してみる。

医師が地域の情報を持っていればそれに越したことはないが、ネットで「居住自治体名　児童発達支援事業所」を入れて検索すると、地域の事業所が出てくる。

第4章で述べたとおり、それらを利用するにはいろいろな手続きが必要であり、役所の担当部署がどこであるかの案内くらいは、診察の場面でできると良い。もっとも昨今の保護者はすでにそう言う情報にアクセスして、医師よりも詳しい情報も場合も多い。そういった場合も含め、次のケースのために医師は保護者から学ぶくらいの謙虚な姿勢でいたい。

時には学校の先生もそう言ったことができる場合があるし、地域によっては学校や役所にケースワークをしてくれる専門スタッフが配置されているところも少しずつ増えている。

なお、地域につなぐ際に文書が必要な場合は、何をどう記すか、保護者と相談の上、相手に正確に伝わるよう、日本語と文章に工夫を凝らし、必要十分な長さで記載したい。

（2）連携時の留意点

まず支援者が〝独走〟しないことである。熱心な支援者ほど、この発達支援機関がこの子にはぴったりだとして、熱く話を進めてしまうことがある。時には〝暴走〟になってしまう。でも、支援の主役は当事者と保護者である。支援者目線での理想的な発達支援であっても、受け皿である家族や本人の気持ちがついて来なければどうしようもない。良かれと思ったことが実現しないと、特に医師は腹立たしい思いにも駆られるが、それは支援者の勝手な思い込みであることを銘記したい。連携に限らないことだが、支援は常に当事者ファーストである。

診察室から地域での支援につなぐ際にも、必要な情報を提供し問い合わせ先などを案内した後は、医師は家族の半歩後をついていくような心持ちでいたい。

もちろん、さまざまな事情で、例えば〝発達支援ネグレクト〟のように、親が動かないとか動けないような場合は、背中を押すことも必要になってくるが、あくまでもケースバイケースである。いざ始まってみても、連携先との相性はさまざまであることに思いを致したい。こちらが良いと思っても、家族はそう思わないことがある。また、支援者と家族は良いと思っても、当の子どもがどうしても馴染まない場合もある。相性が悪いと、できることもできなくなってしまうので、無理押しはせずに次の選択肢に移ることも考えた方が良かろう。なので、地域につなぐ際には、できるだけ複数の選択肢を提示し、本人と保護者との相性で選んでもらうことを原則としたい。

無事に地域の発達支援機関に繋がったあと、機関同士での情報交換が必要なことがある。個人情報の扱いについては次項で述べるが、情報が食い違うことも少なくない。診察室では模範的な保護者に見えても、日々濃密に接する支援者からはアラが見えてくることもある。保護者の視点も医師とは違っていることがあり、連携先の欠点をあげつらうこともある。

情報が錯綜しているときは、一つに決めてしまわない姿勢が大事である。相手によって環境によって、子どもや保護者の立居振る舞いはさまざまに変化する。誰かが嘘を言っていると断じてその情報を却下するのではなく、ベクトルが正反対だとしても、個々の情報がその場では真実と捉えたい。

そして連携先とはできるだけそう言った情報を正直に共有したい。ネガティブな情報は、伝えるのも耳にするのもちょっと躊躇いを生じるが、臭いものに蓋をせずに、関係機関で子どもや家族のさまざまな有り様を共有しておくと良い。ちょっとしたすれ違いや勘違いだけのこともある。その場合はもつれた糸をほぐすようなつもりで情報を整理していけば良い。

立場が違うと見方も違ってきて当然という感覚が、当事者も含めてチーム全体で共有できれば、チーム支援としてはまずまずであろう。

うまくいかない場合は、別を探すのも一法である。そしてこのことは、医師とケースとの相性についても言えることである。ただ、医師の場合は代替の選択肢が乏しいので、こちらが柔軟にケースに寄り添う姿勢で努力していくしかないし、それがプロとしての姿勢でもあろう。

（3）個人情報は誰のものか――取り扱いの原則

少し余談めくが、数年前から非常勤で勤務しているクリニックでは、各種文書は受付で利用者に文面を確認してもらってから交付している。診断書などもすべてそうしていて、滅多なことは書けないのだが、実はこれがあるべき姿なのであろうと思う。個人情報は支援者のものではなく当事者のものであるし、診断書などの記入なども、こちらが当事者から下請けでやっているのである。患者への奉仕が徹底されている気がして、潔い思いで診療をしている。

反対に、発達検査や知能検査をしても、「これは手帳交付のためにやったものだから」とか「学校での指導に役立てるためにやったものだから」など、筆者から見れば屁理屈にしかない論理で、結果を当事者に開示しない場合も少なくない。これが本末転倒であることは言うまでもない。医療現場だって、各種検査の結果は電子カルテからプリントアウトして手渡すことが多くなっている時代である。検査の結果は当事者の個人情報で、当事者に帰属すべきものであることを徹底したい。

個人情報に関して専門家同士が勝手にやりとりしてしまうことも慎みたい。理想的には、個人情報は当事者が持っていく、つまり発達支援の場合は保護者が連携先に伝えるのが良いのだが、現実としてはそれが難しい場面もある。なので、支援者がそれを代行しているのである、と考えたい。

個人情報のやりとりを専門家同士で行う際は許諾が必須である。書面での同意が理想かもしれないが、口頭でも良いので許可を取りカルテなどに記録しておく。連携を拒絶されることはほとんどない。もし拒絶された場合は、まずは保護者の不安をしっかり聞くことで、支援の質も上がる。

情報交換の許可だけでなく、どんな情報をやりとりして良いのかについても聞いておくと良い。筆者は「何かオフレコで、ここだけにしておきたい情報はありますか？」と聞いてみたりする。そうすると診断名は伝えないでほしいと希望される場合もある。うっかり伝えて障害との偏見を持たれるのを恐れてのことであろう。もっともな不安である。

ただ、保護者の不安がそこまで強くなく、なんとなくの場合は「最近は発達障害への偏見はかなり減っているので、ちゃんと伝えて対応してもらうことの方がメリットは大きい」と伝える。障害の専門家ではなくとも教師も子どものプロである。発達に何かあることは察しているはずであり、正直に伝えて一緒に子どもを伸ばしていくのが良いと思うからである。

園や学校の先生も「親が正直に伝えてくれないと支援も行き届かないのでちゃんと伝えてほしい」と言うことが多い。黙っていてもお見通しであり、伝えて共同作業をした方が良いのである。

連携した後のフィードバックも必須である。こういうことを伝えて、先方はこんなリアクションで、こんな対応を工夫していきたいと言っていましたなど、簡単で良いので情報交換のあらましを保護者に伝える。これがあってこそ連携は完結するのであり、これがないと画竜点睛を欠く。

個人情報保護の例外は虐待ケースである。どこまでを虐待と判断するかは難しいところだが、生命や生活の危機が強い場合は、躊躇なく関係機関と情報交換をして子どもを守る必要がある。

(4) いろいろな連携先

①保健センターなどの行政機関

筆者が学生の頃は保健所の名称で学んだものだが、時代とともに業務が激増し、発達の相談は保健所以外で行われることも少なくない。その名称は地域よってまちまちである。横須賀市では健康福祉センターと呼び、世田谷区は区役所の各支所の健康づくり課で最初の発達相談を行っている。乳幼児健診も含め、発達について最初に相談に乗る機関であり窓口である。

筆者の場合は行政機関から連携を受ける側である。例えば、保護者の心配事と子どもの発達状況が記された文書をもらう。事情がある場合は事前に電話で引き継ぎがあることもある。保健師はプロなので、的確な繋ぎであることがほとんどである。こちらは発達支援の道筋をつけ、経過をフィードバックする。当センターの場合はSWがやってくれるので、楽をさせてもらっている。

行政機関での発達支援は地域によって千差万別である。その地域では、どれくらいの広がりで見立てと支援をしているのか、感触を摑んでおけると良い。リソースが少ない地域では、どうしても重度のケースが優先され、比較的マイルドなASDなどは〝様子を見られて〟しまう。その場合、幼稚園や小学校に入ってから不適応を起こして紹介されることもある。「もう少し早く」と言いたくなることだってあるが、地域ごとの事情があるので、致し方あるまい。

勤務医も含め、一般の小児科医にとっては、外来で発達の遅れを感じた際の紹介先の一つが、行政機関であろう。どこの地域にも療育センターがあるとも限らないし、保護者にしてみれば療育センターよりも保健センターなどの方が敷居が低いと感じるかもしれない。その地域でどこのセクションに案内をすれば良いかも、普段から知っておくと諸々便利である。

以下余談めくが、紹介する際の言葉の選び方も大事である。それぞれの特性に合わせて工夫をしてもらえば良いが、家族が間違った先入観を強く持ってしまう物言いだけは避けてほしいと思う。

明らかな発達障害であっても「かかりつけ医は大丈夫と言っていました」と噛み合わない会話になることがある。本当に大丈夫だと思っているなら論外だが、「そんなことは言っていない」とのこと。よくよく聞くと「発達の遅れはあるけど相談すれば大丈夫だから」と言ったようである。でも保護者には大丈夫だけが残って「発達＝大丈夫」との誤解に至ったようである。保護者はどうしても我が子は発達障害なんかではないと希望を持ちたい。それは無理もない。ただ支援をする立場からは支援に繋がらなくなるような保護者の誤解は避けたい。大丈夫というのは、療育にかかれば大丈夫なのであって、発達が大丈夫なのではない。同様に「様子を見る」という表現も「なんでもない」と勘違いされやすい。いずれの言葉も、あまり使わない方が無難であろう。「発達が遅れている可能性があるので、ちゃんと専門家に相談して必要があれば発達支援を受けるのが良いと思っている」と伝え、行政機関などへ案内してほしい。「人は自分が見たいと思う現実しか見えないし、聞きたいと思う声しか聞こえない」（カエサル）を肝に銘じたい。

②保育所・幼稚園・こども園

本章の大部分は、診察をしている医師の立場によって、ストーリーがガラッと変わってきてしまうであろう。本項も同様である。筆者の立場と一般小児科医の立場の両方から述べていく。

まず、どの集団を選択するかの原則は〝無理をしない〟ことである。発達に合わせての集団を選ぶことが一番良いが、ちょっと物足りないかなあと思うくらいでも良い。ちょっと大変かなあ（＝高望みかなあ）と思って入れてしまうと、入った後に親子ともども苦労することが多い。

所属集団との連携が必要なのは〝苦労しているケース〟が多い。当たり前である。そして、苦労の主人公は本人・保護者・所属集団のスタッフのいずれかである。まず、誰がどう苦労しているのかを明確にする必要がある。幼児期の多動は本人よりも周り、特に園の先生の苦労である。

大変なエピソードが語られた場合は主語を明確にして、それから状況を詳しく聞き取っていく。どんな時に、何がきっかけで、どういうトラブルが発生し、周囲はそれに対してどう対応して、どれくらいの時間経過で落ち着くのか、そしてトラブルの頻度はどれくらいなのか、も聞く。

トラブルは印象が強いのでオーバーに語られるが、年に一回なのか毎日なのかで対応の緊急性も変わってくる。毎日三十分以上の癇癪ならば子どもの発達を考えても、早急な介入が必要である。

前にも述べたが、筆者が大事にしているのは〝問題行動〟に対する周囲の対応である。こちらが現場の状況をあまりわからないで、教科書的に一方的なアドバイスをしても、現場で使えないアドバイスだとどうしようもない。先生たちは集団の現場であれこれ工夫をして対応してみて、それでもうまくいかないと感じての相談である。よくよく先生たちの工夫や対策を聞いてみると、それしか思いつかない場合だって少なくない。なので、そういう場合は「それでやるしかないと思います」と伝える。ガッカリしたような安心したような複雑な表情が垣間見える。

連携の手段は、対面、文書、手紙、電話、メールなどさまざまである。そしてSWがいるいないとではだいぶ異なる。それぞれの立場でのやり方で連携をすれば良いが、大事なことは保護者を必ず巻き込むことである。筆者は、集団へのメッセージは保護者に口頭で伝え、保護者から集団に伝えてもらうことが多い。間に人が入るとバイアスがかかりやすいので、端的で誤解のない表現を心がける。もっとも、文書で伝えても正確に伝えられるとは限らないので、言葉の選び方は重要である。

一般小児科医の立場では、園との連携はさまざまな困難を生じるであろう。それぞれでできるサポートをすること、自分のできないことはわからないちゃんと伝えること、いたずらに背伸びをしたり、良かれと思うあまりの暴走をしたりしないことなど、連携一般の原則と違わない。

外から見ると先生の対応に疑問符がつくことがあるかもしれない。でも、保育や教育のプロが一人一人の子どもたちに先生なりに精一杯取り組んでいることを労う姿勢を欠かしてはいけない。適切かつ具体的アドバイスが思い浮かばなくても、情緒的・心理的な支えがあるだけでだいぶ違うのである。その上で、異論があればそっと伝えていくのが良い、と筆者は思う。

③学校・特別支援教育

前項で述べたことのほぼすべてが当てはまる。違うのは勉強、いわゆる教科学習が始まること、友達などの人間関係が次第に大人の目の届かないところでも展開されること、小学校高学年以降は思春期の到来とともに各種精神疾患の心配が出てくることなどであろう。もちろん不登校の問題も出てくるが、これはどんどん低年齢化しているのが現実である。本項の最後で少しだけ触れる。

医師の所属を問わず〝学校のことは学校で解決〟が本来の原則だと思う。教科学習のアドバイスを求められても困惑するばかりで、筆者でも学校や教育の中で解決してもらうしかないと思う。

しかし諸般の事情から学校のキャパシティは限界を超えていると感じることもあり、子どもたちの発達を考えると、外からのアドバイスも時には必要となってくるかもしれない。

最近増えているのは、教える参考にしたいから知能検査をとってきてほしいと言われて来所するケースである。検査の項目でも述べたが（38頁）、検査は実際の子ども様子を見て、見立ての仮説を立て、その答え合わせのような感じで行うのが理想である。厳しい言い方で恐縮だが、子どもの姿をちゃんと把握する前に、検査に依存する姿勢には強い違和感を覚える。そもそも教育的見立てが出来ている教師は決して検査に依存せず、子どもに合わせた指導をしているものである。

とはいうものの、こんなことをストレートに伝えると角が立つ。実際は先生の困りごとと、何より、それに対する先生なりの工夫を聞き取って、もし追加のアドバイスがあればそっと伝える。

それから、学習が難しくても人間関係が良好で、集団適応自体に大きな問題がない知的な遅れメインのケースでは、先生は「これくらいの子はいますから」と言って、学習支援をしないことがある。もっと腹立たしいのは「もっとできない子もいますから」と言って、目の前の子も、もっとできない子も支援をしていない（ように見える）先生である。

特別支援教育の理念は「一人一人の教育的ニーズに合わせての支援」であり、周囲との比較で支援を決めてはならないのである。読者諸氏だけでもこの点はしっかりと理解してほしいと思う。

いじめや人間関係のトラブルに関しても軽視する向きがある。大人から見ると厳密にはいじめとも言い難い場合でも、子どもが辛いと思っていれば、手助けが必要である。保護者はともすると学校の先生に遠慮をして、あまり意見を言わない場合もあるが（正反対のケースも散見される）、子どもを守るのは親の義務であり学校に意見をするのは権利であるくらいのつもりでいたい。親が言いにくい場合は「主治医がこう言っていました」と筆者を引き合いに出すように励ます。

不登校に関しては医療機関での対応にも限界があるのは事実である。しかし、その子はやむにやまれぬ事情で登校が難しくなったのであり、仮に子どもや家族にも改めるべき点があったとしても、最初は子どもや家族の心情を思いやり、当面の休息として不登校を認めるところら、不登校支援はスタートする。そこから先は千差万別であり、必要があれば専門医などを案内してほしい。

教育現場だけでうまくいっているケースは相談に来ないので、記載にはバイアスがかかり、主観も混じっている。ご容赦いただきたい。

④児童発達支援事業所や放課後学童クラブなど

児童発達支援センターは「地域の中核となる専門施設として障害の種別に関わらず適切な支援を受けられるよう質の確保を図ることが重要」とされている。本章で述べている地域支援もセンターの重要なミッションであり、筆者の施設はこれにあたる。

児童発達支援事業所はもう少し小回りが効く仕組みである。通所しやすいよう、できる限り身近な地域に多く設置し、支援の量的拡大を図るという意図がある。支援内容もそれぞれの事業で個性豊かに工夫を凝らしている。デパートと小売店、学校と塾のようなイメージかもしれない。

入学後の放課後の過ごし方については、はっきり障害がある場合は、専門施設としての放課後等デイサービスに通うことが多い。そこまではない場合は、放課後学童クラブに通うことも少なくない。個人的見解で恐縮だが、学童には学校とまた違った風土がある。自由に楽しめる側面もあるが、スタッフの制約からトラブルが看過され目が行き届かない場合もあるかもしれない。

学童も含め、これらの施設に対して、筆者の立場で支援内容に関しての連携を求められることは、あまり多くない。あってもSWなどが対応してくれる。ともあれ、それぞれの施設が自前の方針を持って運営しており、また、園や学校とは異なり利用者にとっても選択肢の幅が広くなってきた。

それでも、より良い支援を目指しての助言を求められることや、それまでにない対応を試行錯誤してのSOSもある。そんな場合は筆者も含め、センターとして連携をする。横須賀市の場合は、学童クラブが発達障害についても関心をもって熱心に取り組んでくれている。児童発達支援事業所や放課後等デイサービスを〝横に繋げる〟取り組みもあり、お互いに切磋琢磨する環境にある。質の向上にはキリがないが、子どもたちにとってはありがたいことだと思う。

一般小児科医の立場でこう言った施設と連携をすることは、あまりないかもしれない。ただ、住んでいる自治体によっては、診断名があると学童への補助金が出る場合、あるいは、受給者証を申請するに当たって診断書を求められる場合などもある。いずれも、本質的には医療の出る幕ではないとも思うが、社会的慣習でもあり対応せざるを得ない。

なお、幼児期からの療育を受けていれば別だが、学齢期に入ってから障害関連の診断書を書いてくれる医療機関はなかなか見つからない。一般小児科医の場合は、自身が診断できればそれで良いが、自身の診断が微妙であれば、保護者にそれまでの診断名を聞き取って、妥当だと思えばそれで書類を作成・交付するのでも良いと、筆者は思う。地域ごとの状況はさまざまであるが、子どもの利益に結びつくような柔軟な対応をお願いしたいと思う。

昔は小学校に入学すると、特にいわゆる軽度のケースの場合は、療育の機会がほとんどなくなり、保護者も途方に暮れていた。しかし、時代の変遷とともに、さまざまな放課後等デイサービスが登場してきている。それぞれの個性と強みを理解して、上手に使っていきたいものである。

⑤児童相談所

児童相談所の業務は児童福祉法十一条に規定されているように「児童に関する様々な問題について、家庭や学校などからの相談に応じること」である。相談は「養護相談」「保健相談」「心身障害相談」「非行相談」「育成相談」の五つに分かれる。「心身障害相談」が発達障害に関係する。今は発達支援の担い手は児童相談所ではない地域が多いようであるが、その地域での役割を確認したい。なお、特別児童扶養手当及び療育手帳など、いわゆる判定業務は児童相談所の管轄である。

現在の児童相談所の主たる業務は児童虐待の相談であり、それでほぼキャパオーバーをきたしているようにも感じる。後にも述べるが（170頁）、発達障害は児童虐待のリスクファクターの一つである。なにしろ発達の特性があると子育ては容易でなく、定型発達の子育てを参考にして、良かれと思って育てていても、うまくいかないことが多い。親が追い詰められて養育困難をきたしたり、力ずくでの子育てをしたりしてしまうと、児童相談所の出番になりかねない。

なお、虐待通告は国民の義務である。「要保護児童を発見した者は（中略）福祉事務所若しくは児童相談所に通告しなければならない（児童福祉法第二十五条）」。そして、児童虐待を発見しやすい立場にある人には、より積極的な発見義務がある（児童虐待の防止等に関する法律第五条）。

特に小児科医は虐待を発見しやすい立場にある。身体診察での不可解な外傷はもとより、普段と何か違う、成長発達の度合いが気になる、身なりが整っていないなど、疑うポイントはさまざまである。その場合は、集団参加の度合いも確認したい。昨今では、子どもが園や学校に一定期間通っていないケースでは、安否確認が不可欠となっている。筆者も含め、どうしても小児科医は性善説に傾きがちであるが、子どもファーストの視点を忘れないようにしたい。保護者との関係性を懸念するのも無理はないが、子どもの安全が脅かされる心配がある時は、通告を躊躇してはいけない。

当センターでも時々虐待通告をすることがある。表現が不適切だが、一定の関係ができている親を売り飛ばすような後ろめたさも感じる。それでもなお〝後の祭り〟になることはできるだけ避けたいと思う。反対に、他機関から通告されて一時保護をされたケースが当センターの関わっている発達障害児である場合、さらに一時保護後に発達障害のアセスメントが必要になる場合などもある。当センターは児童相談所と同じ建物にあって連携がしやすいが、これも例外であろう。

真の虐待に至る前の、養育困難の状況での児童相談所との連携は日常茶飯事である。いわゆる要保護児童対策地域協議会に参加することも多い。地域の関係機関が子どもやその家庭に関する情報や考え方を共有し、連携によって適切な対応をしていくための、大事な会議である。守秘義務は課されるが、個人情報の保護よりも子どもの安全が優先される場合もある。親の背景は本当にさまざまで、その人なりに精一杯頑張っている場合もある。強権的な介入には強い葛藤を生むことも多い。

ともあれ、それぞれの立場で児童相談所との関わりについて、心の準備や具体的なシミュレーションをしておけば、いざというときに慌てないで済むように思う。

⑥医療機関

それぞれの立場で連携先はさまざまで、一般小児科医はわれわれのような専門医との連携だろう。

筆者も地域のいろいろな小児科医から発達支援の依頼を受ける。ほとんどは適切な紹介なのだが、時に首を傾げる場合もなくはない。ちなみに微妙なケースの紹介は全く問題に感じない。空振りであっても早めの依頼はありがたいし、そういう場合で空振りであることはほとんどない。

中途半端に発達検査をされてからの依頼はやりにくさを感じる場合もある。支援をする機関が評価をするのが良いと思うからである。身体疾患でも検査と治療が同じ方が良いのと同様である。でも紹介元にもそれぞれの事情があるだろうから、検査をしてからでの紹介でも大丈夫である。

一番に困惑するのは、ロクに基質疾患の検索もせずに発達障害のせいにしたり心理的な問題のせいにしたりする場合である（表現が過激で申し訳ない）。そういう場合は依頼元に戻して精査や加療をお願いする。滅多にないことだが、かつて摂食障害レベルの痩身ケースを、感覚過敏だからといって発達支援に紹介されたケースがあった。過敏もＡＳＤもあるのだが、何せ標準体重のマイナス35％であったので、発達支援より身体的な治療が優先されるのは論を待たなかった。

筆者からさまざまな医療機関に依頼する場合もある。第一はてんかんなどの緊急対応が必要なケースである。もともと小児神経医でもあるので、てんかんの治療はできなくはないのだが、施設の性格上、救急対応には限界があるので、地域のてんかん外来に初めからお願いをしている。

風邪そのほかのコモンディジーズも地域の小児科医にお願いする。耳鼻科・眼科・皮膚科・整形外科・歯科など継続的治療が必要な病態も同様である。発達障害があると診療に配慮が必要であり、どこにお願いしたら良いか地域のリソースを調べておきたい。筆者は無精をして、一般疾患の場合は紹介状を付けないことが多いが、問い合わせがあった場合はきちんと対応したいと思っている。でも歯科などの手術でない限り、問い合わせがあることは滅多にない。これもありがたいことである。

発達障害の二次障害で心身症があったり、本格的な児童精神科治療が必要だったりするケースの依頼先は限定的で、頭が痛い。なお、バトンタッチする時には、見放されたと思われない工夫も必要である。支援の限界にぶち当たっていきなり紹介するのではなく、こういう状況になったら、より適切な治療をしてくれるところに紹介したいと予告をしておくのが大事である。近年では、こちらが支援の限界を感じている時に、保護者からの別機関受診の申し出を待つスタンスも大事だと思うようになった。先日も、阿吽の呼吸で紹介状を立て続けに二ケースも依頼された次第である。

小児期の発達支援をしている医師にとって、成人診療科へのトランジションの問題も頭の痛いところである。第13章で詳しく述べるが、筆者は常日頃から専門機関にかからなくても良くなるような支援を心がけているが、それでもトランジションが必要な場合が二つある。一つは薬物療法の継続であり、もう一つは障害基礎年金など成人後も公的診断書の記載が必要な場合である。幸い横須賀ではお願いできる精神科が幾つかあり、これについてはとても助かっている。

(5) 地域への普及啓発活動について

本項は特に筆者の取り組みの話ばかりになって恐縮である。筆者は発達障害が地域で当たり前に暮らせるようになることが理想だと思っているので、地域への普及啓発活動は大事に思っている。ちなみに啓発という言葉はやや上から目線の匂いがするがご容赦いただきたい。

具体的には要保護児童対策地域協議会を含めたケース検討会への参加と各種講演会がある。コロナになって対面での検討会が少なくなったのと、筆者の体力的な衰えから、最近は各種カンファへの参加はめっきり少なくなったが、地域のさまざまな支援者とのケース検討会はとても大事である。療育センターからは担当SWや心理士などと一緒に参加することが多い。

前にも述べたように、医師の独演会にならないよう、大人しくしていることを心がけている。内容も相手に合わせ、平易な言葉を使って実践的な事柄にピントを合わせるように心掛けている。虐待が絡まない場合は、保護者の許可を得て検討会を開催し、結果もちゃんとフィードバックする。オープンダイアローグのような当事者参加の検討会は、滅多にないが皆無でもない。

こう言った〝草の根的な普及啓発活動〟はいろいろな意味で大事である。何よりも、園や学校に適切な支援者(主として教員)ができると学校での支援体制が整い、いろいろなケースでやりやすくなる。ただ、学校では特に近年は異動のスパンがとても短く、なかなか定着しないのが残念である。

もう一つは各種講演会である。保護者向け、教員向け、一般支援者向けなど、対象はさまざまで、年間に十〜二十くらいの講演をしている。そこではケース検討会と一緒で、実践的な話をするようにしている。つまり、医学的・脳科学的な理論の話ではなく、目の前の子どもにどうアプローチをしたら良いかという具体的な話である。筆者は理屈っぽい話がとても苦手、というのも理由ではある。

講演に際しては、聴衆の聞きたいことに答えるのが効率的だとも思う。なので、師匠に習って「質問に答える会」の提案をするのだが、事前に質問を集めるのは煩雑なので、主催者からは普通の講演を依頼されることが多い。近年ではできるだけ講演のスライドを少なくして質疑応答の時間を多く取るように心がけている。例えば講演九〇分では多くても二十四枚程度のスライドにしている。時に聴衆の属性からか質問がとても少なく、時間が余って司会者を困らせてしまうことがあり、申し訳ない限りではあるが、大抵は時間が足りないくらいの質問をいただける。

検討会でも講演でも心がけていることは、社会的障壁を減らして合理的配慮を行き届かせることである（第13章で述べる）。そしてそのためには、いろいろな偏見への気づきが大事である。話し手自体が差別や偏見に囚われていると言動の端々にそれが滲み出て、聞いている人は敏感に察知する。なので、こちらの内なる偏見についての自問自答が大事である。

筆者は事後のアンケートをとても気にする。忙しい中に足を運んでくれた人の役に立ってもらえれば嬉しいし、次につながるモチベーションになる。時にシビアな意見も目にする。言われていることに心当たりがあることがほとんどであり、次の講演会に生かすようにしている。

コラム

申し送りという移行支援

移行支援というと、まずは小児期診療科から成人期診療科への移行だが、それは200頁で述べている。ここでは、ライフステージが変わったりして、本人が所属を変わる時の支援について述べておきたい。

もちろん、移行の当事者は本人であり次いで保護者である。本人が自分の特性を理解して、次の所属先での理解と配慮を自分から求められるのが理想であるが、実際は周囲の大人がその作業を代行する。代行しているという意識を持つことが大事である。

そのプロセスは本人に近い保護者が担ってほしい。もちろん、所属機関のスタッフ同士の引き継ぎ、例えば幼稚園の先生から小学校への申し送りも必要である。でも、人数も多いので事務的な引き継ぎ、書類だけでの引き継ぎになってしまうこともあるかもしれない。

なので、保護者が次のスタッフに直接申し送りをすることが大事だと思う。我が子の特性や困ったときの対応方法を言葉で伝えることは、保護者の当事者性の育成にも役立つ。もちろん、さまざまな事情の保護者もいるので、支援者も状況に応じてアシストするが、あくまで縁の下の力持ちくらいの存在感でいたいと思っている。

こういう時には、どうしても子どもの悪いことばかりを伝えがちになるが、うまくいかなかった時の対処法や、その子の良い面や成長しているところも併せて伝えたい。音過敏があってパニックを起こすが園長先生の部屋でクールダウンをすれば10分くらいで落ち着く、などである。事情がある場合は家庭状況も伝えたい。これこそ家族メインで伝えてほしい情報である。

筆者は心配性なので、申し送りは所属機関が変わるときだけでなく、担任が変わる時にもあった方が良いと思っている。案外大事なことが伝わっていないことが、少なからずあるからである。教員の多忙も察せられるが、それとこれとは分けて考えたいものである。

第8章　保護者支援の原則

（1）養育なくして療育なし

筆者の所属している社会福祉法人「青い鳥」初代理事長であった故飯田進氏から聞いた言葉である。筆者なりに解釈すると「適切な養育の土台の上にこそ発達支援が成り立つ」という意味であろうと思っている。もちろん諸般の事情から適切な養育が難しい家族もいる。でも難しいなりに、その家族ができる子育てへのサポートも必要である。さらに発達障害があれば、子育て支援も発達支援も、その両方が必要になる。療育や発達支援をするだけでは十分ではないのである。それもあってか、当法人は発達支援だけでなく、神奈川県下で広く子育て支援も行っている。

そうなると、家族の生活状況や養育状況も視野に入れた支援が必須となる。第3章でも述べたが（35頁）、適切な発達支援をするには、支援プランがその家族にとって実現可能かどうかの判断も必要である。われわれはともすると子どもの発達障害だけを見て「理想の発達支援プラン」を提示しがちだが、そうではなく「子どもの発達と家族の受け皿に応じた、オーダーメイドの発達支援プラン」を提示しなくてはならない。全く同じ発達であっても、家族や環境によって支援は異なってくるのである。医療モデルで考えると、病巣と治療は一対一対応になりがちだが、発達支援ではそうではない。もちろん、身体疾患の治療でも近年はさまざまなオプションが出てきていることも事実である。

発達支援をやりながらも、家族の養育状況を視野に入れ、時には発達特性に合わせた子育てサポートも必要になってくる。それは発達支援の業務ではないという縦割りの考えはいけない。日常生活スキル（ADL）の確立には、発達状況だけでなく家族のライフスタイルが密接に影響を及ぼす。例えば睡眠習慣などは家族全体の問題であり、いくら早寝早起きが良いと言っても、大人たちが夜更かしなのに子どもだけ早い時間に寝室に追いやるのは現実的ではない。

近年問題になることの多いネット・ゲーム依存などは、もっと家族の状況が影響するだろう。父親がゲームやネットばかりしていて家族を顧みない状況であれば、子どもだって当然似たような状況になっていくのは無理もない気がする。かといって、父親の生活を変えることはとても難しいので、支援者はジレンマに陥る。性急なアドバイスを連発するだけでなく、生活を変える必要性を伝えつつ、家族自身が進路変更するのをじっくりと待つしかない場合もある。

あるケースは長年の夫からのDVにようやく見切りをつけて、別居に踏み切った。支援者としてはようやく、と安堵の思いもあったが、家族には家族の事情もあるだろう。そして、中学生になる子どもへの悪影響が解消されるまでには、更なる時間を要するだろうとも思っている。

もちろん悪いことだけではなく、家族の持っている美点にも目を向けるようにしたい。そもそも医師は粗探しが商売である。病巣という悪いところを見つけて治療するべくトレーニングを積んでいる。であるから、良いところを見つける習慣は意識して身につけないと難しい。日本人は人を褒める習慣が少ないという説もある。だから余計に、子どもの発達だけではなく家族の中にも良いところを見出していく癖をつけていくことが、子育て支援にもつながるだろうと思う。

（2）母親支援

母親や家族をどう支えるかについては、前著『発達障害のある子育て』（岩崎学術出版社）の中で、保護者へのメッセージとして詳しく述べているので、参照していただけるとありがたい。本書では、診療している医師に向けてのメッセージとして書いてみたい。

サポートするより支援するより何より意識してほしいことは、家族、特に母親を責めるような言葉・行動・雰囲気をくれぐれも謹んでほしいということである。そんなの当たり前だと思われるかもしれないが、多くの母親は程度の差こそあれ、自分を責めている。周産期のちょっとした外傷が発達障害の原因ではとずっと気に病んでいる親もいる。なので、周囲の責めるような雰囲気には、殊更に敏感である。支援者のちょっとした言動やその気配にすら過敏に反応するのである。

発達障害の原因は育て方ではなく生まれつきのものであるが、環境とのミスマッチがあるからこそ支援に来る。なので、育て方に改善の余地がないわけではない。ただ、それは発達障害の根本原因ではないし、診察の段階でそのことをあげつらっても何ら良いことはない

生まれつきということは、科学的に言えば遺伝が関連しているということである。ダウン症の場合など「自分がこんな子どもを産んでしまって」という罪悪感に苦しんでいる母親もいる。

診察の場でそのことに正面切って触れるかどうかは、ケースバイケースである。「母親のせいでは

ない」とはっきり言葉に出して否定するのが良い場合と、正面切って指摘することで隠れていた罪悪感が表面化する場合があり、その辺りの匙加減はその場の雰囲気次第である。ある意味、支援者のセンスが問われることになる。極めて非科学的な表現で恐縮だが、そうとしか言いようがない。

ただ、なんらかの表現で「育て方が原因で発達障害になったわけではない」と伝えることは、有効なサポートになると確信している。それに加え「関わり方を工夫することで、育てるのももう少し楽になるし、発達も伸びていくので、一緒に考えていこう」というような、関わり方についての言及も必要である。みんなの共同作業でこの子を育てていこう、という雰囲気を醸し出すのである。

こうったセリフをどのタイミングで伝えるかも母親次第である。メンタルの不調が強い場合は、なかなか伝えづらく、うっかり伝えると地雷を踏んだかのように滂沱の涙となり、収拾がつかなくなることもある。「惻隠の情」を持つことも大事であり、以心伝心のセンスを磨きたい。

具体的な母親支援の中身は前著や本書に記していることとすべてであるが、もう一つ留意しておいてほしいことがある。それは、終始一貫、母親を労ってサポートする姿勢を取り続けることである。

具体的にどんな姿勢がそうなのかと問われると、筆者の表現では「優しく包み込むような穏やかな雰囲気」と、これまたわかる人にしかわからない文学的な表現になってしまう。共感のところでも述べたが（24頁）、自分がサポートしてもらった経験を思い出し、その時のサポーターの雰囲気や言動などを思い出すことは参考になるであろう。その態度を取り続けている限り、ちょっとビターなアドバイスも可能である。もちろん最大限の心配りをもって伝えるのであるが。

（3）父親支援

これはひとえに家族の中での父親の立ち位置による。母親支援以上にスペクトラムである。スペクトラムの一端のような母子家庭の場合でも、生物学的な父親は存在するわけで、どの程度の関連があるのかによって、支援の中にどの程度組み込めるか、思案のしどころとなる。

ここでは、もう少し一般的な家族をイメージして話を進めたい。まず、父親が子どもの発達障害をどう感じて、どう認識し、子育ての中で何をしてくれるのか、その情報を相談の早い段階で聞くようにしたい。筆者のセンターではＳＷによるインテイク面接の段階で、家族の受け止めについてインタビューするし、初診でも父親については触れることがほとんどである。

時代の趨勢か、父親同道の診察も多くなってきた。余談だが、医師としてはアセスメントが二倍になったような感じがあり、父親同道の診察はかなり気を遣う。

父親は、母親よりも子どもと接する時間が少ないので、発達障害の理解が追いついていないことも多い。追いついていないだけで次第に追いついてくれればまだしも、発達障害を疑ったり否定したり母親を責めたりするようだと、支援の足枷となる。これについても、まずは診察などで正面切っての説明と説得を試み、母親のサポーターになってもらえるように努めるが、諸般の事情で難しい場合もある。仕事をして家計を支えてくれるだけでも有り難いと諦めざるをえないこともある。

諸般の事情の筆頭は父親の特性であり、次いで父親の育ってきた環境である。社会の中で働いている父親は、どうしても社会の基準を目の前の子どもに当てはめてしまう。「そんなことじゃ大人になったら困るぞ」と厳しい態度で接し、ただでさえ大変な毎日の子育てが余計に大変になる場合も少なくない。「大人になった時のことは先々考えれば良いので、今の大変なことをどう乗り越えていくか考えましょう」と伝えても、特性も絡んでなかなか理解してもらえないことが多い。

父親の特性に関して母親から受診させたいと言われることもある。でも、大人の場合は自分が困っていなければ診察はほぼ無意味である。筆者は初診の段階で「お子さんの特性はどっち似ですか?」という謎かけをするが、その時点で気づいてくれる父親は、自らの特性や言動を振り返り、母親のサポートに回ってくれるので、受診は不要である。「僕と似ているので何をどう感じているのか、手にとるようにわかります」とばかりに強力なサポーターになってくれると、とても助かる。

筆者自身の実感でもあるのだが、一般に父親の方が繊細で脆弱であり、母親の方がいざと言うときの肝が据わっていることが多い（もちろん例外はある）。母親以上に父親が動揺して面倒なときは、母親と相談（共謀）して、父親の関わりをほどほどにしてもらうこともある。

「主人があまり心配してくれなくて」と嘆く母親には、「お父さんがお母さん以上にハラハラ・ドキドキして、あれこれ口出し手出しをするようになると、それはそれで大変ですよ」と慰めることもある。言うまでもなく、夫婦のバランスは余人には計り知れないところもあり、虐待やＤＶの場合以外は、介入は程々がよかろうと思っている。

（4）きょうだい支援

近年ではヤング・ケアラーという概念も知られるようになってきた。きょうだいには彼ら彼女固有の生活と人生があり、発達障害児の子育てには余り巻き込まない方が良い、というのはその通りである。ただ、どの程度の余力があるのか見極める必要はあるにせよ、家族の一員として困っている状況下で何か手伝ってもらうことは、悪いことだけではないと思う。母親が料理をしているときにちょっと見てくれているだけで、だいぶ楽になり、そこで生まれた母親の余裕をきょうだいとの関わりに向ければ良いのである。過度に依存しなければ頼めることは頼んで良い、とも思う。

でも、当事者のきょうだいには余人には計り知れない思いもあるだろう。きょうだいの気持ちを誰かが聞いてあげることも大切である。その役目は、大抵は保護者が担っているが、時に診察場面できょうだいから障害のことについて質問されることもある。きょうだいへの説明に限ったことではないが、良いとか悪いとかの優劣判断ではなく、得手不得手や凸凹というような、価値基準をできるだけ交えない表現で伝えたい。それでなくとも、きょうだいが支援級などに行っていると、「お前の弟は障害児なんだってなあ」という心ないセリフで傷つくこともあるのだから。

ちなみに、支援級の選択をする時に保護者が「きょうだいがそのことで傷つくのではないか」との不安を口にすることもある。確かにそういった心配は皆無ではないが、現実には保護者が思うほどには多くないと思う。それよりも家族の受け止めである。家族が支援級自体を劣っているものと思っていると、他人から指摘されたときに辛い感情を喚起されてしまうが、子どもの発達のためにポジティブに支援級を選択し、きょうだいにもその意向が伝わっていれば、他者からの指摘にも「あんな的外れなこと言っている」と跳ね返すことだってできる、と筆者は思う。

それよりも筆者が心配しているのは、無理に通常級を選択し、途中で失速してさまざまな二次障害になった時のきょうだいへの影響である。なったらなったでその時に考えればという意見もあるが、不登校から引きこもりに陥った場合は、きょうだいへの影響もかなり大きいと言わざるをえない。不登校になるかどうかは神のみぞ知るであるが、でも、背伸びをして通常級を選択して不適応になることは、極力予防したいと思っている。

きょうだい支援で他に大事なことは〝蚊帳の外〟に置かないことである。つまり、きょうだいにわかるような言葉で、障害児の状況を伝えてあげることである。訳がわからない、とか、何も教えてもらえないという状況ほど不安になることはないのである。幼いきょうだいであっても、家族もしくは医師の方から折に触れての説明を心がけていきたい。

そして何より、きょうだいへの労いである。精神的な労いや感謝の言葉もそうであるが、日頃は障害児の対応で忙殺されていても、たまにはきょうだいとの〝デート〟の時間を持ちたい。わずかな時間でも心温まるひとときを過ごすことで、明日からの活力になる。忙殺されている母親がこのことに気づかないでいれば、診察でそっと指摘してあげても良いと思う。

(5) そのほかの家族支援

外来に登場するそのほかの広い家族メンバーとしては、祖父母・おじおば・継父継母などがあげられよう。言うまでもなく、対応の大原則は母親が辛くならないようにすることである。母親が責められてしまうような状況では、医師が防波堤になる必要もあろう。昔と違って、同居していない家族が多く、日頃の母親の苦労のイメージがわかないこともあるかもしれない。母親なりに頑張って子育てをし、発達支援にも通っていることを伝え、暖かく見守ってくれることをお願いしたい。

発達障害のことをちゃんと理解して直接に関わってくれると、戦力としてはとても助かる。でも、なかなかそこまでは期待できないし、お願いもできないことがほとんどであろう。

直接障害児の子育てを手伝ってもらうこと以外に、きょうだいを見てもらったり、母親の話や時には愚痴を聞いてもらったりというような、いわゆる〝外回り〟のサポートがあると助かる。

外野からの障害支援に関しての具体的な助言は、的外れのこともあり、時代や地域によっても支援のありようは違ってくるので、ほどほどが良いと思われる。時々外来に来てもらったら、そんなことを医師からそっと伝えられると良いかもしれない。

時々、心配のあまり直接電話をかけてきて状況を知りたがる親族もいるが、家族といえども個人情報への配慮は不可欠である。母親や父親から直接に聞いてもらうよう伝えたい。ただ、余り強く拒絶をすると「あの医者じゃダメじゃない？」と極端に飛躍することもある。心配してもらっていること自体は感謝しつつ内容は取捨選択する、という丁寧な姿勢が大切であろう。

ただ、虐待が絡んでいるような雰囲気がある場合は、親戚からの情報もしっかり聞き取る必要があるかもしれない。父親や母親以外のサポーターがいることは、虐待を受けている子どもにとっては重要な避難場所にもなる。もっとも、迂闊に動いて家族に気づかれて、親戚からも孤立してしまうと、子どもの逃げ場がなくなるので、それは避けつつも慎重に動いていく。もちろん、児童相談所との連携も視野に入れる。最終的な虐待通告でなくとも、相談と言う形で情報を共有しておき、いざという時のストッパーをもう一つ確保しておくと安心であろう。

継父継母については頭の痛いところもある。ちゃんと育てている場合も少なくないだろうが、うまくいっているケースは外来での相談にはならないので、どうしてもネガティブなバイアスがかかってしまう。もちろん実の両親と同様に、同居をしてずっと生活をともにしている家族であるから、障害のことや対応についてちゃんと伝えて、可能な協力をお願いするのが常道である。支援チームにも入ってもらいたい。でも、なかなかにそうはいかないところもある。

こう書いていると、血を分けた実の親子でも、そうでなくても、事情はあまり変わらないのかもしれないと思えてきた。どっちにせよ、うまく関わっている人とそうでない人はいるので、支援サイドが妙な偏見やバイアスで考えない方が良いかもしれない。

（6）家族の発達特性や精神疾患を巡って

支援プランを作るに当たっては、家族の受け止めやキャパシティが大事であり、それに大きく影響するのが家族の発達特性とメンタルヘルス（精神的な健康度合い）である。

筆者がよく繰り出す家族自身の発達特性への気づきの促し、つまり「お子さんの特性はどっち似ですか？」という質問については、すでに述べた通りである（123頁）。この時にくれぐれも犯人探しの雰囲気が滲み出ないことが肝要である。筆者は初診の最後くらいのふとした折に、雑談のようにしてさらっと聴くことがほとんどである。無論こちらとしては、「こっち似だろう」と言う仮説があるのだが、時に「どっちでもないです」と予想外の返答が返ってくることもある。こっちの見立て違いか、家族の振り返り不足か、その両方であろう。どっちにしても、正解を求めることが目標ではなく、家族が自省してくれることを意図しているので、深追いの必要はない。

子どもに似た特性が両親にもあった場合は、参考にすべき場合と、反面教師にすべき場合とがある。「俺もそうだったけど、根性で乗り越えてきた」などの精神論は、ただ母子の足を引っ張るだけである。そんな時は「時代も違いますし、半分は母親の遺伝子ですから、まあ〝頑張れ頑張れ〟だけでは難しいかもしれませんね」とやんわりと精神論を否定しておく。

もちろん、自分の来し方を振り返って同じような辛い思いはさせたくないという決心や、こういうサポートがあって自分は楽だったという振り返りはとても参考になるので、目の前の子どもの実情に合わせて取り入れるようにしたい。

前にも述べたが（123頁）、発達特性を巡っての大人の受診については、受診先が限られているという実情もあるが、それ以上に当人に問題意識がなければ、うまくいかないことがほとんどである。反対に、自覚があって自分なりにも生活の工夫をしているが、それでも医療の力を借りたいという、前向きな受診に関しては、診察先の情報を伝えるのが良い。

以前よりは増えてきたが、大人の発達障害を的確に診療してくれる医療機関は限られている。メンタルの相談先と併せ、日頃から地域のリソースをリサーチしておきたい。

保護者の精神状況が不安定で、子育てにも支障が出そうな場合、特に薬物などの力を借りると楽になりそうな場合は、メンタルクリニックや心療内科の受診を勧めるのが良い。最近では精神科の敷居はかなり低くなっているので、気軽に受診すれば良いことを伝える。それでも躊躇っている場合は、地域の保健師などに繋いでワンクッション置くことも一つの方法である。子育てをしている母親（父親も）が心身ともに元気な状態でいることが、何よりの発達支援になることを強調したい。

受診後の結果については、個人情報ということもあって主治医からの情報を得ることはなかなか現実的ではない。でも処方された薬物を聞くことで診断の大筋は推測でき、腕前もなんとなくわかるので、可能な場合はそうすることにしている。時に、こちらが処方についての参考になる場合だって少なくない。なんでも勉強である。

（7）「障害受容」について

本項はこれまでにも増して過激な表現が多いと思う。ご容赦いただきたい。

まず「障害受容」とかっこ付きにしたのは、この表現はもう時代遅れだと思うし、そうなって欲しいと思うからである。当事者に聞いてみればわかることだが、この表現は当事者から出てきた表現ではなく、支援者サイドがなかば押し付けるように作り出した表現である。そして「受容している保護者（当事者）は良くて、受容できていないのは良くない」という分断も生じる。

実際のところは、保護者は時間をかけ、さまざまな葛藤や戸惑いを経て、子どもの状態を受け止めていくのであろうと想像する。ライフステージが変わると受け止めもまた変わってくる。中学までは義務教育だが、その先は別のハードルがある。社会人に近づくにつれ自分で考えて行動する必要が増え、ただ漫然と時を過ごすだけでは難しくなることもある。一方、年齢が上がるにつれて確かな成長発達が感じられ、親離れが進む場合もある。このように安心と不安が交錯していくのである。もし「障害受容」という言葉を使うのであれば、それは一直線に進んでいくものではないのである。

なので、せめて「受け止め」という言葉の方がベターであり、筆者としては「特性理解」や「凸凹理解」という言葉に置き換えていきたいと思っている。障害というネガティブなイメージを無理矢理飲み込むというような、白か黒かの「障害受容」の概念は百害あるのみだと思う。

これもあちこちで書いてきたことだが、受容という言葉絡みで言えば、「障害受容ができていない保護者を受容できない支援者」という矛盾も生じる。勢いに任せて書いてしまうと、保護者を受容できない支援者が、保護者の障害受容を云々する資格などないのである。

もちろん、現実としては保護者のさまざまな事情から、子どもの発達支援がうまく進まずに「もう少しなんとかならないものか」と支援者が切歯扼腕することも少なくない。そんな時に「あの保護者は受容が悪いから」と言いたくなってしまうことだってある。でもそれは、あくまでも支援者目線であり、どうしても言いたいのであれば支援者の心の中の愚痴程度にとどめておきたい。

そうではなくて、支援者が保護者の障害受容を求め続け、保護者が支援者から受容されていないと感じると、今度は支援者を受容しなくなり、支援の道がますます狭くなってしまうのである。

支援者は仕事柄、支援がスムーズにいかないと不全感がとても増す人種だと思うが、そのためにも支援チームがあるのであり、不全感が増幅されて支援にも差し障りそうな時は、チームの中でこっそり愚痴を言いながら支え合っていくしかないのであろう。

障害の受け止めの温度差は、家族の中でも支援チーム中でも子どもの所属集団にスタッフの中でもさまざまである。温度差が生じることは止むを得ないかもしれない。温度差ばかりを気にしていても話は進まない。チーム全体として、子どもに関して的確な理解が進み、必要な配慮や支援が届けられることがミッションであることは忘れないようにしたい。

コラム

診断的治療

あまり大声で勧められるものでもないが、一つの方法である。

まずADHDを疑った2ケース。一例目、幼児期は小集団療育や作業療法を行い、入学後はメチルフェニデートを使ったが、改善するどころかどんどん増悪した。程なく、父親からの虐待が発覚し、支援の中心は児童相談所に引き継がれた。

二例目は、初めから児童相談所が介入していたマルトリートメント・ケースである。ADHD様の症状もあって並行支援を求められた。確かに落ち着きのなさが顕著であったが、マルトリートメントにメチルフェニデートを使うと、ただでさえ過覚醒なのが、より増悪する経験を積んでいたので（一例目もそうだった）、アリピプラゾール、リスペリドンと少量から初めて少しずつ増量していった。しかし一向に効かない。あまりに多動なので、おっかなびっくりメチルフェニデートを使ってみたら著効した。その効き具合を勘案すると、生物学的なADHDも存在していたのであろうと推察された。その証拠に、家庭が落ち着いてマルトリートメントが改善しても、メチルフェニデートの継続は必要だった。なお、今なら行動と情動の両方の安定を狙ってグアンファシンを使うところである。

治療によって診断がつくケースは他にもある。アスペの奇妙な発言と思っていたのが、エビリファイを大量に使って落ち着いたケース（166頁）は、結果的に統合失調症であった。別のケースで統合失調症を強く疑う症状にて内服を勧めたが拒絶され、止むを得ず無投薬で経過観察をしたところ、じきに収まってしまったケースもある。これ以外にも、他院で統合失調症と診断されたがどうも辻褄が合わず、処方された抗精神病薬がとても眠いので、本人や家族とも相談して抗うつ剤に変更したら、著効したケースもある。

筆者の診断が薮なのかもしれないが、結果が良ければオーライと慰めている。

第9章　いろいろな症状への対応

(1) 言葉の遅れ

本章と次章が最も医学書のような様相を呈しているかもしれない。それでも、原因を追求して根治を目指すというより、発達特性と環境要因とそれらの関係性に広く目配りをして、環境調整を行い、時には薬物療法の選択肢も視野に入れる、という対応の原則は変わらない。

言葉の遅れは発達相談における主訴の筆頭である。一歳で単語、二歳で二語文という明確な指標があり、保護者にしてみれば歩行と並んで始語は待ち望んだマイルストーンでもある。言葉の遅れに関してもっとも困っているのは保護者であるが、子どもも意思伝達が不自由であろうと思う。

言葉の遅れに対応する時の三要素は①伝えたい気持ち②伝えたい相手③伝達手段である。

伝えたい気持ちが乏しい筆頭は初期の自閉系である。程度の差こそあれ、自己完結の傾向が強く、周りに何かを伝えようという意識があまり働かない。くっきりとしたカナー型では〝周り〟という意識も乏しく、対人意識を育むことが支援の第一歩となる。そのためには、大人が子どもの世界に入り込んでいくことが重要である。具体的には子どもの興味や関心の対象に大人もまた興味や関心を持って入り込んでいく。自閉的な感覚遊びだったとしても、大人が子どもと一緒にそれを楽しむことで周囲への意識が少しずつ芽生えてくる。これがDIR/Floortime技法(註2)の第一歩である。

伝えたい相手の筆頭は保護者である。定型発達でも、スマホばかり見ていて子どもに耳を傾けなければ、コミュニケーションは限られてしまう。発達に遅れがある場合はなおさらである。言葉であろうとなかろうと、子どもからのコミュニケーションに耳を傾けることが大事である。もちろん、スマホは多くの大人にとって不可欠なツールであるので、程度を弁えた使用が大事となる。

伝達手段は言葉とは限らない。産声にはじまる泣声や音声、眼差し身振り手振りなど、いわゆるノンバーバルな伝達手段も重要である。言葉がなくても、赤ちゃんはさまざまな手段で、自分の意志を周囲に伝えようとしている。それをキャッチする大人がいることの重要性は言うまでもない。ノンバーバルなコミュニケーションが豊かにならないと、言葉の獲得に繋がらないのも基本である。

難聴の鑑別は重要であるが、両側の中等度以上の難聴でないと言語遅滞には繋がらない。

親はとにかく話してくれればと思っているが、言葉の質的な側面も大切である。量的に語彙が増えていくのは喜ぶべきことだが、その次は一方通行性についても考えねばならない。言葉は基本的に相手に何かを伝える手段であるが、ＡＳＤの多くは伝達手段としてではない言葉の使い方がある。大人も、常日頃から会話やコミュニケーションのキャッチボールを心がけておきたい。長ずるにつれ、曖昧表現の苦手さや比喩や暗喩の理解の難しさも現れる。ＡＳＤ関連の言葉の問題は奥が深い。

近年は二カ国語以上の環境で育つ場合も珍しくない。いわゆる国際結婚や海外赴任などである。多言語環境が発達障害の原因になることはないが、まずは日本語をしっかり定着させたいと思う。

（註２）『自閉症のＤＩＲ治療プログラム』Ｓ・グリーンスパン著、広瀬宏之訳　創元社

（2）集団の問題

保育園や幼稚園などの集団生活が始まると〝集団適応〟の問題が浮上してくる。自己完結の度合いが強い自閉系で、一人でニコニコと遊んでいる場合は、保育者の意識が乏しいと支援には繋がらないというリスクもある。でも多くの場合は、集団活動がうまくできないなどの困りごとが、園から保護者に伝えられ相談につながる。時々家庭では困っていないとの主張も聞かれるが、刺激の多さが違うこと、刺激が多いとうまくいかないことが増えることを説明し保護者に理解を求めるしかない。

幼児期の場合、子ども自身を変えて集団適応を向上させるという作戦は、基本的に困難である。次項で述べる多動や癇癪が激しくて集団からはみ出す場合は、薬物という選択肢もあるが、行動の問題がそこまで激しくなく、社会性の発達に遅れがある場合は、薬物療法も含めて子どもを変えることではなく、周囲の大人の配慮、いわゆる環境調整以外に方法はない。

ゆえに、集団の問題は直接的には診察室の中では解決しない。所属集団へのアドバイスが不可欠な所以である。子どもの発達をアセスメントして、適切な環境を調整することが第一である。

発達が遅い場合は、暦年齢ではなく発達年齢に合わせての集団設定や課題設定も必要となる。いわゆる〝レベルを下げる〟〝ハードルを下げる〟といったことだが、案外となされていない。

感覚の問題が集団適応を妨げている場合もある。過敏の場合、該当する刺激を減らせれば望ましいが、そうもいかない場合は、刺激に飽和してしまう前のクールダウンが必要かもしれない。

鈍磨の場合、ぼんやり系では放置されがちなので、強めの刺激を入れて集団に誘う。鈍磨でかつ自己刺激を求める場合は、本人の求める刺激を入れてあげると落ち着くことがある。近年はあまり目にしなくなったが、いわゆる〝貧乏ゆすり〟も鈍磨への自己対処だと筆者は勝手に思っている。

積極奇異型や、反対に周囲からの積極アプローチが問題を生む場合は、大人が仲立ちをして子ども同士の距離感や関わりの仲裁をする。もちろん、四六時中仲間と遊ぶことだけを強要してはならない。集団で仲間とほどほどに遊べていれば、一人の時間もまたさまざまな意味で重要なのである。

仲間外れやいじめは論外で、大人の厳しい対応が不可欠である。最初は大人の側のまずい対応や叱責がいじめの発端のこともある。出来もしないミッションを与えて、失敗したら叱責するのなどは論外であり、容易に子ども集団での排斥につながる。

年齢が上がってからの集団の問題は、また別の意味で深刻である。周囲の環境調整だけではなく、本人の自覚も芽生えてくる。成功体験が乏しく自分に自信がない状態だと、対人関係全般が奥手になる。幼児期から成人期まで同じ原則だが、その子に見合ったミッションや課題を与えて、成功体験を積ませてあげることが、自身の発達にも、周囲の理解や関わりにも好影響を及ぼす。

失敗体験の連続はこれと正反対の結果を産むため、厳に慎みたい。大人になればなるほど自身の不得手さを自覚して、上手な立居振舞ができていくことが必要である。翻って、幼少期では保護者や支援者や先生と方一緒に方策を考えていきたい。医師はそれをサポートするくらいしか役目がない。

(3) 行動の問題――多動・衝動・興奮・乱暴・チック

原則は前項と重なるが、ここでは個別の状態にどう対応していくかを考えてみたい。

多動は年齢依存性であることが多い。発達系の多動であれば年齢が上がると少しずつ落ち着いていく。多動自体はあまり改善しないが、抑制系、いわゆるブレーキ機能が発達してくるし、状況判断も発達してくる。周りを見る力も育ち、必要な場合には自他がブレーキをかけ多動を抑えることができるようになる。ただし年齢が上がっても難しい場合は薬物の力を借りるのもアリだと思う。

衝動でも原則は同じであるが、もっと瞬間湯沸かし器的な爆発である。誘因はさまざまである。感覚過敏の場合、こだわりの地雷を踏んだ場合、切り替えが難しい場合、フラッシュバックの場合など背景はそれぞれで、都度都度に対応が異なる。ただ、地雷を踏まないことは原則である。

どの症状でも言えることだが、症状＝障害名ではないことも銘記したい。多動や衝動というとADHDが代表的であるが、それ以外にもASDでも起こりうるし、知的な遅れでも起こりうる。遅れがあって理解できない授業や参加しづらい集団活動では、じっとしているのが難しくなる場合もあるだろう。もちろん、虐待の影響で落ち着かない心理状態のこともあろう。単に風邪をひいて落ち着かない場合だってあるかもしれない。同じ人間で同じ症状でも背景はさまざまである。

言葉の綾的なところもあるが、興奮はより脳の生理的な状態を表す表現であると思う。その原因は多動や衝動と同じであるが、原因の如何を問わず脳の生理的な興奮のしやすさがあり、臨床でも頻繁に興奮状態を認めるのであれば、ドーパミン系の働きを抑えるため、リスペリドンやアリピプラゾールの少量投与を検討しても良いかもしれない。詳細は第12章（188頁）でも述べる。

乱暴もいろいろな解釈ができる。次項でも詳しく述べるが、乱暴行為の誘引と結末を分析することが大事である。その背景としては、感覚的な対処行動の意味合い、コミュケーションの意味がある不適切行動、果ては愛着障害を埋めるための反社会的行為に至るまで、乱暴の意味もさまざまである。

行動の問題はすべて、背景と誘引と結末を支援者と当事者で一緒に考えていくことが重要である。ここで当事者とは、子どもが小さいうちは保護者や周囲の大人であり、大きくなるにつれ当の本人も交えて分析と対策を考えていく。医師や支援者に丸投げしないことは言うまでもない。

中にはいわゆる強度行動障害となって、さまざまな薬物を投与してもどうにもコントロールのつかない状態のケースがいる。筆者も何人か担当している。少しでも落ち着くように環境と薬物の調整を行う。長年の環境はなかなか変えられないし、薬物も増やすと眠気が強くなり、コントロールを巡って苦慮することが少なくない。うまくいかなくて申し訳ないことである。

チックに関しては基本的に不随意運動であり、対処行動的な意味は乏しい。比較的軽微なチックは治療対象ではないが、保護者はびっくりするので、治療しなくても大丈夫であることを説明し、理解してもらう。治療対象になるのは日常生活に支障を来たす激しい場合である。アリピプラゾールやリスペリドンを少量使うことが多いが、それ以外にもいくつか治療方法の選択肢はある。

（4）行動の問題――自傷と他害

いわゆる問題行動と呼ばれる行動はすべて、何らかの対処行動の意味合いを持っていると考えるのが原則である。対処行動が社会的にも是認される〝上手な〟振る舞いであれば「適切な対応方法」と呼ばれ、許容されにくい〝下手な〟振る舞いであれば「問題行動」とレッテルを貼られるだけである。つまり〝下手な〟対処行動から〝上手な〟対処行動へと置き換えていくのが原則である。そしてその対処行動で得られるメリットについても、一緒に分析していくことが大切である。

身近な例は指しゃぶりや爪噛みである。暇つぶしなのか、心の安定なのか、フラッシュバックへの対処なのか、どんな意味があってその行動をしているのかを、一緒に考え、より適切な対処行動に置き換えていく。ただの問題行動として封殺してしまうことは、何も良い結果をもたらさない。

他害の分析でも同じである。一見他害に見えても自己刺激の場合がある。感覚の問題が潜んでいる場合もある。コミュニケーションがうまくいかずに、力加減が不適切で結果として他害になっている場合もある。実は正当防衛だったということもある。フラッシュバックへの自己防衛の場合もある。その行動の意味は、前後関係や背景の分析をして、可能であれば本人とも検討したい。

これもあちこちで述べてきたことであるが、リストカット時の対応について簡単に述べてみたい。診察室でフレッシュなリストカットを目にすることは精神科医でなければ滅多にないことであろう。

でも、もしそういう状況に遭遇したら、まず傷の手当てをしてあげることが大原則である。

その後、あるいはフレッシュでないリストカットに遭遇した際の筆者の対応の原則は次の通りである。まず、リストカットが初回なのか繰り返されているのかを聞いてみる。初回であれば、その方法を思いついた経緯などを聞いても良いだろう。そしてやってみての感想を聞いてみる。やっても効果に乏しかったというのであれば、別の方法を考えることで繰り返しを防止できるかもしれない。

一方で、リストカットが慢性化している場合も多い。繰り返されている行動はなんでもメリットがあるからこそ繰り返されている。であるから、リストカットをすることによる心理的な効果を聞いてみる。スッキリする、嫌なことを忘れられる、フラシュバックを抑えられ、家族が心配してくれるなど、さまざまな理由が語られれば、同じような効果をあげる他の方法を一緒に考えていく。

うまく理由が語られない場合は、もしまたリストカットをしたくなったら、その時の気持ちの推移を報告してもらう。つまり、やってみたくなり、道具を探し、手首にあて、切って、血が出て、痛くてスッキリしてなど、次回の外来で報告してもらうように詳しく観察しておいてもらう。

言葉で語れるケースであれば、他害でも対応は同じである。もちろん、これらの対応はあくまで原則である。実際は家庭環境も含め込み入っていることが多く、単純に解決することは珍しいのだが、原則だけでも押さえておくと、こちらの対応にも少しは余裕が出るというものである。

（5）不注意について

実は昔から不注意への対応が苦手で、今でもあまりうまくいっているとは思えない。

筆者にも不注意特性があるのだが、それ以上に過覚醒とこだわりがあるので、不注意は吹っ飛んでしまう。整理整頓や時間管理も本当はルーズだが、物や時間がぐちゃぐちゃになるのはもっと嫌である。こんな自分なりの変な対処法を実行しているので、アドバイスは困ってしまう。でも馬齢を重ねてとりあえずのアドバイスくらいはできるようになっているので、恥を忍んで書いてみる。

不注意に限らないが、さまざまな発達特性が完全に消えてなくなるということは、実はないのではないかと思っている。前に述べた多動や衝動に関しても、それ自体がなくなるのではなく、ブレーキ（抑制系）の発達で表面上は穏やかになるだけである。なので、不注意自体にアプローチするのではなく、それをカバーする機能を伸ばせば良いのである。

よく言われることに、メモを取る、最近ではスマホでメモするなどのアドバイスがある。最初のうちは出来ていても、なかなか長続きしないのが現状である。不注意な人がメモを続けるということは、こだわりの特性があるならまだしも、よく考えるとあまり現実的ではない。

メモというのは外部記憶装置である。不注意の病態整理の一つにワーキングメモリの低下ということが言われている。それを補うのが外部記憶装置であるが、そこへのアクセスにもワーキングメモリを必要とするのであるから、理論的にはあまり役には立たなそうでもある。

困ったらいつか自分でやるようになるだろう、という意見も現実的ではない。そもそも困らないし、困ってもどうしたら良いか自分では方策が見つからないのである。

であるから、現時点での筆者のアドバイスは「誰かに手伝ってもらうしかないかなあ」というものである。手出しや声かけのサポートから始まり、少しずつ当事者が自分でも対策をできるように持っていくことである。不注意への薬物療法もあるはあるが、まあ、同様に外からの支援だと思う。そういった〝外圧〟があると多少は良いと思う。そうして、不注意に関する事柄で、支援の手を借りてでも成功体験を積むことで、少しずつ自分でもできるようになっていけば良いと思う。

アドバイスをする人は几帳面な人が多く、整理整頓一つにしても緻密なやり方でアドバイスをするが、大雑把なやり方、つまり不注意な人でもできるような整理法を教えないと意味がない。

どうしても身につかない日常の手順などは、パターン化して習性にしてしまうというやり方もある。パターン化は独力では難しいので、誰かの（口うるさい）アシストが必要であろう。

不注意に対する薬物療法は限定的である。もちろんＡＤＨＤに適応のある薬物は不注意にも効果があることがわかっており、筆者も使うことはある。でも劇的な効果を挙げた経験は、あまりない。

二次障害的な不注意の場合、例えば不安・抑うつなどからくる場合は、そちらの治療が必要である。症状の背景となる病態を仔細にアセスメントすべきことは、ここでも同じである。

不注意に対する現実的で有効な支援策については、引き続き模索していきたい。

（6）睡眠の問題

発達障害における睡眠障害の頻度は高く、対応は必須である。背景因子の分析、睡眠環境の調整、薬物療法という三原則はここでも同じである。筆者の場合は特にそうであるが、薬物療法の選択肢が広いと、どうしても環境調整は後回しになってしまうが、まず行うべきは環境調整である。

家族がどんな対応をしているのか、睡眠時の環境はどうなっているかなど、仔細に聞いていく。昼間の運動の程度、部屋の明るさや音量、寝具やパジャマなどが感覚過敏に抵触していないか、家族全体が夜更かしのパターンになっていないかなどを聞いていく。明るすぎて寝られない場合もあれば、真っ暗で寝られない場合もある。自分の睡眠常識にとらわれすぎない方が良いだろう。

ASDではメラトニン系の発達遅延が報告されており、幼児期では睡眠リズムの確立が遅れることが多い。環境調整をしても入眠困難、途中覚醒、早朝覚醒が認められる。これに限らないが、薬物療法の導入には絶対的な基準がなく、家族と相談しながら、ケースバイケースで判断をしていく。

幼児期の不眠は、子ども自体に短期的な悪影響を及ぼすことはあまりないように思う。なぜならば、昼寝などでトータルの睡眠時間の辻褄は合っており、大人のように慢性的な睡眠不足になることは滅多にないからである。もちろん将来を見据えて、規則正しい生活習慣の確立は必須ではある。

むしろ大人に波及する睡眠不足の方が悪影響を及ぼす。特に母親の消耗具合を聞いて、子どもの薬物療法を検討していく。こちらが聞いて不眠で大変だろうと思っても、昼間に寝溜めができるので大丈夫と言う場合は、子どもの発達を待つという方針で良いと思う。そうではなく寝不足でフラフラになって、子育てを含め家事全般にも悪影響を及ぼす場合は、薬物療法の優先度合いは上がる。前にも述べたが、親が心身とも元気でいることが、子どもの発達にも強く影響するからである。

薬物療法の選択肢はさまざまである。西洋薬への抵抗がある場合は、甘麦大棗湯や抑肝酸から始めることもある。最近はメラトニン（メラトベル）が使えるようになり重宝している。ただ、使い慣れたラメルテオン（ロゼレム）の出番も減ることはない。基本的にベンゾジアゼピン系や抗ヒスタミン薬を使うことはない。小児科医はトリクロホスナトリウム（トリクロール）やジアゼパム（セルシン）を使い慣れているが、筆者は睡眠薬として毎日処方することはない。むしろ、脳の興奮を抑える意味も含め、少量のリスペリドンを使うことも少なくない。しかし、それでも効かない強者もいる。これらの薬の増量を図ったり、それ以外のメジャートランキライザーを使ったり、比較的依存リスクの少ないクロナゼパムやニトラゼパムを使ったりすることもある。

思春期以降では成人の不眠症対応に準じる。最近はオレキシン受容体拮抗薬、特にレンボレキサント（デエビゴ）に注目している。不眠の背景に抑うつが絡んでいる場合はＳＳＲＩ（筆者はエスシタロプラムを愛用する）も有効である。睡眠薬に限らないが、小児では適応外使用の薬物もあるため、配慮と説明は欠かせない。

(7) 不登校への対応

本項も成書が一冊書ける内容であるが、ここでは診察室での対応を中心に述べてみたい。言うまでもなく、不登校はさまざまな要因が複雑に絡み合って成立している状態である。その要因の一つに発達障害への不適切な対応が含まれるのは事実である。しかも、発達障害自体が愛着障害の要因の一つであり、愛着障害自体も不登校の要因の一つである。また、発達障害と気分障害の併存も多く、気分障害も不登校の要因になりうる。いろいろな要因に目配りをしつつ、できるところから現実的な対応をしていくしかないのが実情である。発達支援以上に医療モデルは歯が立たない。

筆者は第一に学校環境の検証を行う。特に学習状況と集団適応や対人トラブルの確認を行いたい。知的な遅れがあって学習状況が厳しいものであれば、支援級も含めた個別指導を早急に検討する。

学習以外の集団適応は、対人トラブルとも絡まっていて、しかも大人の目の届かないところでトラウマとなるいじめ事案が発生したりしているので、原因解決モデルでは歯が立たないことも多い。もちろん、できることはすべてやっていくのが原則であるから、いじめや教師の指導の問題があれば、医師の立場で是正を勧告する。この場合は少し強いくらいの意見具申が良いこともある。

家庭に懸念がある場合も、なかなか容易に解決には至らない。もつれた糸をほぐすイメージで、できるところから少しずつほつれを解いてくしかない。

本人へのアプローチでは、まず子どもを責めないことを心がけたい。不登校も対処行動であるから、その行動自体を責めてしまっては打つ手がなくなる。どんな事情があるにせよ、学校に行けない状況は子どもの責任ではないし、行き続けることでもっと心身の不調をもたらすからこそ、登校しないという決断がなされたのである。登校しないことが、トラウマからの回避であるかもしれないし、心身の充電かもしれないし、愛着の再備給であるかもしれない。意識をしていないにせよ、子どもにはやむにやまれぬ事情があるに違いない。その事情は明らかにならないかもしれないが、ともあれ、子どもの行動やその奥にある気持ちは尊重したい。

睡眠障害やイライラや抑うつや不安がある場合は、処方も検討する。しかし、それで不登校が劇的に改善することはあまりない。正直に言って、医師の気休めでしかない処方もあるかもしれない。

個人的には高校での着地を目指している。窮屈さが強い中学校生活とは異なり、高校では可能性が広がる。義務教育ではないこともあり、さまざまな選択肢のある地域が少なくない。通信制のサポート校など、状況に応じた教育環境が整って、思春期も半ばを過ぎれば光が見えてくることが多い。ただ残念ながら、高校以降でも不登校が続いてしまう場合は、良い方法が見当たらない。時間切れとなって精神科医にバトンタッチすることもある。

不登校に関しては医師のできることは極めて限られており、本人・保護者・学校の支援を下支えするくらいのスタンスが現実的であり、関係者全体に目配りしてのささやかな役割分担で十分であろう。医師がでしゃばっても良いことはほとんどない。

（8）うつ状態

筆者の解釈では、うつ状態とは心身のエネルギー切れである。身体だけのエネルギー切れは疲労困憊であり、身体的な休息で回復することが多い。それに精神の疲労が加わるとうつ状態になっていく。心身がいずれも疲弊するとさまざまな症状が出てくる。気力の減退、思考の停滞、生活機能の低下、生きる意欲の減衰など、経験者はわかると思うが、とても辛い状態に陥る。

収支バランスの改善が必要である。つまり過度な消耗を減らし、供給を増やすことが対応の原則である。一般的に言えば、休養と気分転換である。しかし、人間は休むことに罪悪感を感じたり、周囲からの期待をプレッシャーに感じたりして、なかなか十分な休養が取れないことも多い。

ここまでは主に成人の状況である。小児の場合は、気持ちの表出よりも、行動の変容として表出されることが多い。エネルギーの減衰は活動の停滞をもたらし、出来ていたことが出来なくなったり、登校が難しくなったりする。心身のキャパシティが減ることにより、ちょっとしたことで感情の動揺が生じるようになる。イライラが増え、粗暴になり、癇癪の閾値が下がって容易に怒るようになる。「怒って暴れているのだから全然元気じゃないか、うつ病なんかではなくうそ病ではないのか」など、極めて的外れの叱責を浴びて、ますます状況が悪化することもある。

エネルギーの消耗は、資質と環境のミスマッチから生じることが多い。発達障害の場合は、特性と環境とのミスマッチである。ただのミスマッチだけではエネルギーの低下をもたらさない。なんとか環境に適応しようとする努力が徒労に終わった時、抑うつに陥るのである。つまり、適応を目指した生真面目な努力がエネルギーの消耗をもたらす。美点になりうる生真面目さが抑うつももたらすのは、皮肉と思えないこともない。

発達障害では環境とのミスマッチが生じやすい。さらに、こだわりにも通じるような柔軟性の欠如も特徴である。より抑うつになりやすい資質であることは論を待たないであろう。

対応の原則は一般の場合と大きく変わらない。休息と充電である。ただ、発達障害への理解が難しい環境だと、抑うつへの理解はもっと乏しくなるので、発達障害の抑うつ状態が遷延するのは無理もない。改めて、障害特性への理解と環境整備、そして抑うつへの理解を求める。

例えば、発達障害に見られる興味のアンバランスをうまく活用したい。鉄道マニアであれば、電車に乗りに行くことで休息と充電の両方が叶えられる。「学校も行かないのに電車なんか乗っていてはいけない」などとは、決して言ってはいけない。

ここまでの理解と対応の上で、薬物療法も選択肢になる。すでに述べたが筆者はSSRIではエスシタロプラム（レクサプロ）を、SNRIではデュロキセチン（サインバルタ）をよく使う。前者には抗不安作用もあり、不安が渦巻いて抑うつに陥っている場合に有効である。後者は不安すらも惹起されない相当程度のエネルギー低下に用いることが多い。不眠・癇癪・過敏などが強い場合は、そちらへの治療も併せて行う。薬物療法については180〜189頁も参考にしてほしい。

コラム

問題行動は対処行動

140頁でも述べたことである。そもそも“問題”というレッテルは周囲の大人から見たラベリングであり、当の子どもは意図して問題を起こそうと言うことはまずない。そうではなく、その環境では認められない行動、あるいは、保護者やスタッフからは容認できない行動であるから、“問題”のラベルがつけられてしまうのである。

ところが、子どもからすれば、周囲の環境に対して自分なりになんとかしようとしての対処行動なのである。周りがうるさくてつい暴れてしまった。嫌な気持ちを伝えたいけどうまくいかなくて手が出てしまった。なんとなく心がザワザワするので指しゃぶりをしてみた。友達が欲しくて万引きしたお菓子を配りまくってしまったなどである。

もちろん危険な行為や犯罪につながるような行為は止める必要がある。でも同時に、その行動によって子どもが何を訴えたかったのかについても思いを馳せたい。もう少し別の方法を一緒に考え出して、訴えたかった気持ちや願望を叶えてあげれば良いのである。

例えば、乳児から幼児期早期の指しゃぶりは、歯科医としてはできるだけ早く卒業させないと歯並びが悪くなると言われるが、筆者としては指しゃぶりによる心の安定も不可欠だと思う。なので、指しゃぶり以外の行動により心の安定が達成されるようになって初めて、指しゃぶりを卒業させる介入をするのが良いと思っている。

ちなみに、ペアレントトレーニングの技法にもある行動の三分類はとても便利である。すなわち①危険なので即座に止めるべき行動②望ましくない行動で注目を集めない方が良い行動③増やして欲しい褒めるべき行動の三つである。ペアレントトレーニングは、その考えを知るだけでも支援の役にすぐ立つので、参考書をぜひ読んで欲しい。(『読んで学べるADHDのペアレントトレーニング』シンシア・ウィッタム他、明石書店　など)

第10章　併存症への対応

（1）発達障害の診断は一つではない

本章では発達障害の併存症について述べていく。最初に複数の発達障害の併存について述べ、ついでそれ以外の併存症や合併症について述べていく。

まず用語の整理をしておく。併存症は「複数の障害が同時に起きている状態で、両者の因果関係は問題にされず、それぞれが独立に発生していること」が一般的な定義である。ＡＤＨＤにＡＳＤを併存している場合、ＡＤＨＤとＡＳＤに因果関係はないと考える。

合併症は「ある疾病状態が原因となって起こる別の疾病状態」として使われることが多い。因果関係や時間的連続性が認められ、二次障害に近い意味で用いられる。ＡＤＨＤがあって適切な環境設定や介入がなされず素行障害に発展する場合、素行障害はＡＤＨＤから派生した合併症と考える。

因果関係や二次障害は、厳密に考えると微妙な場合もあるが、深く立ち入らないことにする。併存が併存症や合併症などの全体を示す、より広い概念として使われる場合もある。狭義の併存症を一次性併存症と呼び、合併症を二次性併存症と呼ぶ。本書ではこの考え方は使わない。

さて、発達障害の診断名は一つではないということをまず強調しておきたい。これには、年齢や発達によって診断名が変遷していく場合と、同じタイミングで同一個体に複数の診断名が併存している場合とがある。前者については次項で述べる。

すでに述べたが、筆者は診断名が一つあるとすっかり安心してしまって、他を考えなくなる癖がある。ダウン症に知的障害が併存していることは当然であるが、ASDとなると、ダウン症のさまざまな特徴だけで説明のつかないASD特性があるかどうか、一歩踏み込んだアセスメントが必要である。脳性麻痺にASDが併存している場合は、もっとわかりにくくなる。比較的軽度の脳性麻痺であればまだしも、遅れがはっきりしている場合に、コミュニケーションや社会性そして興味や感覚の偏りの問題をどうアセスメントし、どこからASDとして有意ととるか、なかなかに難しい。

前も述べたが、医師よりも接する時間の長い保護者・教員・セラピストなどの方が、微妙な特性にセンシティブである。そういったスタッフと相談しながら併存診断をしていけば良いのである。

ASDに限らず、広く発達障害や精神疾患に明らかな生物学的なマーカーが存在しないことが、併存診断を難しくしている。ダウン症にしても脳性麻痺にしても、ASD併存の有無については厳密なことを言い出すと議論は分かれるかもしれない。発達の遅れで説明がつくという考えもあるだろう。でも大事なことは、発達診断をするのは診断それ自体のためではない、ということである。つまり、本人や周囲の生活が少しでも容易になるために、特性のアセスメントと支援のための診断をするのである。診断をすることでより良い作戦が立てやすくなることが重要なのである。

発達診断が複数あることについて、横浜市中部地域療育センターの高木一江所長は「ミックスジュース」と絶妙な表現で例えている。さらにマルトリートメントが混じったケースを「青汁」と描写している。マルトリートメントの併存は次章で述べるが、これも言い得て妙であると思う。

（2）状況依存性と年齢依存性

発達障害は環境とのミスマッチで症状が顕在化し、支援の重要性がクローズアップされる。

ＡＤＨＤは刺激の少ない家庭では気にならなくても、刺激の多い集団場面では症状が浮き彫りになる家庭でも多動はあるのかもしれないが、親の対応が適切もしくは適当で問題化されない場合もあるだろう。幼稚園ではＡＤＨＤは指摘されていなかったのが、小学校に入った途端に目立ってくることは珍しい。これは要するに、こともある。一般にＡＤＨＤは年齢が上がると少しずつ改善していくので、小学校に入っていきなり発症することは珍しい。これは要するに、幼稚園でもＡＤＨＤ特性はあったのだが、丁寧な保育環境にあって問題になるほどの状態にはならなかった、なので見立ても診断もなく、いわば〝無防備で〟小学校通常級に行ってしまって、一気に問題化したという状況かもしれない。

配慮や環境調整が行き届いていて、障害レベルの問題が発生していなくても、その環境が維持されるために「特性レベルでの相談」は重要なのである。コラム（14頁）も参照いただきたい。

もちろん、ＡＳＤなどに見られる社会性の課題は、年齢が上がって周囲との関係性が複雑になったり、周囲からの要求水準が上ってきたりすると目立ってくるという場合もある。これは状況依存性でもあり年齢依存性でもある。カナー型などはっきりしている場合は、幼児期からでもわかりやすいが、グレーゾーンの場合は見えにくい。自分で考えて行動したり空気を読んだりすることが重要になってくる思春期以降あるいは社会人になってから〝発症〟したのは、そういうケースである。

ここで発症という言葉にカッコをつけたのは、言うまでもなくそれまで全くなかったのではなく、その時点で問題化されたという意味で使っているからである。問題化という言葉がネガティブであるならば、「特性や症状を評価して支援して工夫する必要が生じた」と言い換えても良いだろう。

また、その年齢でどんな支援が必要かによって、診断名が変遷していくこともある。その代表はADHDからASDへの変更である。幼児期は多動・衝動が前景に出てADHDと診断されていたが、学齢期に入り動きが落ち着いてくると、コミュニケーションの食い違いや感覚過敏の問題、興味のアンバランスなどが目立ってきてASDと診断される場合である。よくあるケースだと思う。

実は当センターの経験上からも、純粋なADHD、つまりADHDだけしか持っていないケースは少なく、大抵はASD特性も併存しているように感じている。そこで、先を見越して幼児期からASD診断を優先的につけていることが多い。そういう診断の意味はちゃんと伝えて理解してもらう努力をするのだが、それでも園などの集団場面では、「とにかくこの多動を何とかしてほしい」という切実な訴えがよく聞かれ、対応を一緒に考えていく。やはり、診断は支援のために行うものであり、支援は診断が起点ではなく、困りごとや特性が起点なのである。

だから何を支援するかで診断名が変遷していく。ミックスジュースの例えを使うと、複数の診断名がついている状況で、状況や年齢によって真っ先に舌に伝わってくる〝目立つ味〟が変わってくるということである。ミックスジュースであることは、やはり強く意識しておきたい。

（3）てんかんなどの身体疾患

それぞれの発達障害には併存しやすい身体疾患がある。教科書的な詳細は省略するが、例えばASDでのてんかんが代表である。かつては自閉症と診断がつくと脳波検査をすることが多い時代もあったが、現在では無熱性けいれんなど、てんかんを疑う症状がなければ脳波検査は急がない。また、ダウン症にはさまざまな併存症があるのも小児科医には周知の通りである。

てんかんについてもダウン症にしても、身体疾患の検索や治療管理に関しては、小児科の神経・心臓・遺伝など各分野の専門家や整形外科医とのコラボが不可欠である。同一機関ですべてカバーできれば良いのだが、発達支援は別建てであることが多く、保護者を通じての連携と情報共有が多い。やりとりが必要な場合は文章や電話などを使って、個人情報の配慮のもと連携していく。

当センターには医療的ケアの必要なケースも通ってきており、常日頃から身体管理をしてくれる小児科医との連携は必須である。年に一回程度は救急搬送の必要な急変もある。急変時のシミュレーションをしっかりと行っておけば、いざというときに慌てないで済む。

反対に、レット症候群や脆弱X症候群など、自閉症状を伴う神経疾患もある。稀ではあるが自閉症状から身体疾患が判明することもある。筆者も自閉症状で受診した特異顔貌の子どもを、専門病院に精査依頼をしてムコ多糖症が判明したケースがある。

一方でASDだと思っていたが、隠れていた進行性の難聴を見逃した苦い過去もある。最初の聴力検査は微妙な結果であったが、経過を追っているうちにどんどん聴力が低下してきたのである。精査してもらったところ、前庭水管拡大症であった。ただ、難聴の手当てをしてもASD特性は残っていたので、これは併存と考えて良いと思っている。難聴児の場合はコミュニケーションや社会性など、ASDと間違いそうな特性が少なくない。発達が主訴でも聴力検査は不可欠であると思う。

本書では難聴についてあまり取り上げていないが、難聴以外の併存もある重複障害児の支援には大きな課題があると感じている。難聴だけであれば専門家もいるし、聴覚障害の特別支援学校（いわゆる聾学校）がカバーしてくれることが多いが、身体障害・知的障害・発達障害などが重なっている場合は、聴力や言語コミュニケーション面だけでのフォローでは不十分である。これまた一箇所でカバーできれば良いのだが、それぞれの専門性の高さから、現状はなかなか難しい。ここでも各専門職の柔軟な連携による的確な支援が不可欠なのである。

すでに述べた（112頁）ように、発達障害であろうとなかろうと生じ得る各種小児期の疾患の案内先など、地域のリソースは常日頃から確認しておきたい。

例えば、ASDの感覚鈍磨から、骨折していても平気な顔をしているケースが時々いる。外傷の翌日になって関節がかなり腫れてきて初めて整形外科医を受診し、骨折が判明したこともある。運動発達遅滞に関係して腹筋の発達がゆっくり、つまり筋トーヌスが低くてうまくいきめず、便秘に苦しむ親子も少なくない。発達症状以外にも留意したいことはいろいろである。

（4）心身症——不定愁訴

日本心身医学会による心身症の定義（一九九一年）を掲げる。「身体疾患の中で、その発症や経過に心理社会的因子が密接に関与し、器質的ないし機能的障害が認められる病態をいう。ただし、神経症やうつ病など、他の精神障害に伴う身体症状は除外する」。悩ましいのは「精神症状に伴う身体症状」であり、精神科での身体表現症ともオーバーラップする。身体症状症は「自覚症状に見合う器質的異常がないにもかかわらず、さまざまの身体症状が長い期間にわたって続く状態」である。本項でも、厳密な定義より臨床上の観点から、身体的な不定愁訴への対応の原則について、以下述べていく。

対応の原則は①器質疾患の検索をする②病巣が見つからなくても「気のせい」「精神的なもの」というレッテルを貼らない③個々の不定愁訴を改善する方向での治療・投薬をする、の三点である。

器質疾患の検索は基本であって、今さらここで言うまでもないことだが、それでも珍しい症状を診るとすぐに心理的なものに結びつけたがる習性は、筆者にもある。もう十年くらい前だが、睾丸が縮み上がるという主訴で発達相談に来た幼児が、てんかんだったことがある。不登校で始まった脳腫瘍の経験もある。小児科医であろうとなかろうと、器質疾患の見逃しは避けねばならない。

なお器質か心因かの二分化は危険である。どっちか一方だけということは少ないからである。二分法だけで考えているとどっちかに傾き過ぎて、適切な介入を逸する場合がある。ひとまずの除外診断が進んで心因のラベルが貼られても、経過が長い場合や、経過の途中で症状が変わってきた場合は、もう一度器質疾患の有無について見直したい。器質ラベルの場合でも同じである。

なお、心因のレッテルを貼ること自体は必ずしもまずくないが、レッテルだけを貼って放り出すことはいたく親子を傷つける。心が弱くてなったのだから、と非難されているように感じたり、自分で治せと見放された気分になったりして、余計に身体症状が増悪するという悪循環に陥る。

ラベルは治療のために貼るのである。心理的な対応は得意ではないとしても、放り出すのではなく、本人の辛さに耳を傾けて共感し、身体的な対症療法は行いたい。専門的な治療とは、共感と傾聴と治療（心理面接と薬物）によって、本人の自己治癒力が最大限発揮されるような下支えをしているだけである。一般小児科医レベルでも、こういった治療の一端を支えてくれるとありがたい。

身体症状に対する対症療法はさほど難しくないと思う。鎮痛剤や整腸剤などでも良い。また、幾つかでも漢方薬を使い慣れていると、治療の幅が広がる。子どもでも、正しい漢方薬を処方されると、案外にちゃんと内服してくれるものである。もちろんオブラートでの内服もＯＫである。

一昔前に仮面うつ病とか自律神経失調症などと言われた、抑うつ状態での各種不定愁訴にも留意したい。上に述べたように、身体症状の検索や治療が第一歩であることは同じだが、症状が改善しなかったり増悪したりして遷延しているような場合は、ベースに抑うつ状態があると考える癖をつけたい。小児でも十歳より前の抑うつの評価と治療は難しいが、抑うつの由来の身体症状の場合は、認知行動療法や少し踏み込んだ投薬によって軽快することもある。覚えておきたい。

(5) 気分障害

第9章(8)うつ状態(148頁)の続きである。発達障害と気分障害の併存率は高いことが知られている。二次障害的な不適応の結果としての気分障害の場合(これは正確には合併症)だけでなく、併存もあるので脳神経学的な共通基盤があるのかもしれない。次項で述べる不安障害も同じような意味での密接な関連があるが、いずれの病態生理についてもここでは立ち入らない。

気分障害には抑うつと双極の二つがある。疾患になるとぞれぞれの語尾に障害がつくが、気質的には抑うつ気質と双極気質と言うことができる。実はこの二つは病態としては全く別物である。

ここで言う気質とは、障害になる前の状態であり、発達障害の特性や凸凹とパラレルで考えても良いと思う。特定の病気になりやすい体質との対比でも良いかもしれない。そして気質の段階で探知して予防できると良い。障害レベルになっても治療で持ち直し、できるだけ医療とは無縁の、気質レベルで生活できるようにしておくのが何より良い。生活習慣病の予防と同じだと思う。

抑うつも双極も遺伝的な基盤が報告されているので、家族に似たような気質の人がいないか探してみる。単純化して表現すると、抑うつ気質の人は生真面目で律儀で几帳面であり、双極気質の人は人当たりが良く親切で気ままな生活を好む。もちろん成人になるとさまざまに修飾されている。

これだけを読むと、発達障害と双極気質は縁がないようにも見えるが、そうではない。人当たりが良いと言うことと、コミュニケーションや社会性に課題があると言うことは、別である。前者はあくまでスタンスであり、後者は内容の嚙み合わせ度合いである。ニコニコとして人懐っこいように見えるけれども嚙み合わないASD児をイメージしてもらえると良い。もちろん、こう言った気質論がすべてではないし、障害と一対一対応ということでもない。臨床での参考所見である。

さて、抑うつ気質の人は、頑張りすぎてその頑張りが報われずに、極端に言えば徒労に終わって、心身の消耗をもたらす。コロナ禍で急増している状態である。いわゆる燃え尽き状態ともリンクする。基本的に生真面目でなければ、燃え尽きるまで頑張れないのである。抑うつの対応については前に述べたとおりである（148頁）。付け加えれば、誰かに適切に傾聴してもらい共感してもらうだけでも、大きな治療的意味を持つ。もちろん、その誰かが医師である必要は全くない。

一方、双極気質のキーワードは〝気まま〟である。窮屈な毎日が続くことが一番いけない。気分の波が激しくなり、障害のレベル（双極Ⅱ型障害）になってしまう。そうなると躁と鬱が大波になって押し寄せる。気質レベルであれば緩やかな波、程度である。治療と予防の原則は、気ままな生活を送ることである。柴又の寅さんのような〝風来坊〟の生活が、波を最小限にする秘策である。寅さんのように生活全体を気ままにせずとも、気ままな時間が毎日の中で少しでもあれば違ってくる。抑うつと双極の薬物療法は似て非なるものであり、専門医でも対応を間違えることがある。

なお、かつて躁鬱病と呼ばれていた状態は、現在は双極Ⅰ型障害と呼ばれ、これらとも全く違った病態と治療である。小児科医が目にする機会はほとんどない。

（6）不安障害

これも発達障害での併存は多い。そしてセロトニン系の不調が関連するのであろう、病態生理的に気分障害ともリンクする。発達の特性がある、つまり繊細で神経質で過敏があって、状況を見通すことが難しかったり、人間関係がうまくいかなかったり、そして記憶力はよかったりする。そうすると不安に陥ったり抑うつに陥ったりしやすいのは、容易に理解されやすいと思う。

ここでも対応の原則は予防である。見通しがたたなくて不安になることや、トラウマ的な体験を極力少なくすることなどが、大原則である。もちろん〝人生一寸先は闇〟というのも厳然たる真実であるから、〝見通しが立たない〟という見通しを立ててあげることも大事である。こうなるだろうと確信して外れるよりは、〝予定は未定〟の方がまだ安心ではないだろうか？

言葉の使い方にも配慮したい。「あとで」が具体的にどれくらい後のことなのか、状況から判断することが難しい。〝いつだろう？〟とずっと待っていて、どんどん不安になっていく。何でもできるだけ具体的にというのは、二次障害の予防にも直結する対応の原則である。

不安障害は愛着形成不全ともリンクする。愛着障害のスペクトラムのようなものがあるとしたら、愛着形成不全はいわゆる愛着のグレーゾーンに位置する。発達障害のほとんどが、多かれ少なかれ愛着形成が不十分なのは、親の関わりの問題ではなく、発達上の特性から定型発達ではミートするような〝普通の〟関わりが、ジャストミートしないからである。そもそも内なる安心感の形成がいまひとつで、すぐに心細くなってしまう。感覚過敏も愛着形成に悪い影響を及ぼす。諸々で心細くなっているときは、適切な方法でホールディングしてあげる。これは物理的な抱っこだけを指しているのではない。抱っこもまた、感覚過敏に抵触する場合が少なくないからである。その子にとって、一番安心するホールディングの方法をみんなで見つけていくしかない。

もちろん、それは人間ではなく、いわゆる移行対象でも良い。移行対象は一般には毛布、タオル、ぬいぐるみなど、おもに無生物のもので、安心感覚をもたらしてくれるものを指す。発達障害の場合は、できるだけ移行対象の概念を広く取るのが良い。いわゆる〝鉄ちゃん〟にとっては、電車に乗ることだって、移行対象になりうるのである。筆者はそれに加えて音楽が移行対象である。無生物に限らず、ペットだって良い。要は、その子にとっての癒しグッズや癒しの時間を大事にしてあげる姿勢が、不安を最小限にするのである（もちろんゼロにはできない）。

薬物療法、小さい子どもであれば筆者は甘麦大棗湯からスタートする。不眠は不安を増悪するので、安眠を確保することも大切である（188頁参照）。成人に近づくにつれＳＳＲＩの出番である。ベンゾジアゼピン系抗不安薬は、それなりには効いて依存が生じやすいので、成人はもとより小児でも基本的には使わない。不安は抑うつとリンクしているので、その意味からもＳＳＲＩは理にかなっている。筆者は重い自閉症児の癇癪が抗精神病薬だけではコントロールできずに、その背景に不安を予測してエスシタロプラム（レクサプロ）を処方し、著効したケースがいくつかある。

（7）適応障害

筆者も含め、適応障害という用語はとても拡大解釈して使われている。早い話、不登校を適応障害と呼んでしまうことも多い。ただ、元々の原理原則から言うと、適応障害はストレス反応である。つまり、はっきりとしたストレス因があって、そこから三カ月以内に情動面や行動面の症状が現れるのが、ＤＳＭ－５における適応障害である。もちろん不登校の中にはこれで良い状況もあるが、多くの不登校は、すでに述べたように複数の要因が複雑に絡まって生じている状態である。

本書は臨床の役に立つような記載を心がけているので、本項もそれに倣って、筆者の勝手な広い解釈にて適応障害を考えていきたい。「適応の障害」つまり「その子どもなり大人なりが社会的に期待される役割や毎日の生活を遅れていない状態」として考えていく。

実はこれは発達障害の発想と同じなのである。筆者の発達障害の定義は「生まれつきの発達の特性に見合わない環境によって日々の不適応が発生している状態」である。つまり適応が障害されていなければ、発達障害とまでは考えず、特性レベルの対応で良いわけである。

「適応の障害」の主因は、個体の資質や特性と見合わない環境が長く続くことである。社会的に期待される役割ができない、と考えたが、その期待自体も本人にそぐわないのである。

なので、筆者は本人を変えるのではなく、環境や周りからの期待自体を修正することを第一のミッションと考えている。発達障害における適応障害の場合は、この発想でほとんど良いのではないかと思っているが、反面、本人を変えることを放擲しているという自覚もある。

これはもう人間観としか言いようがないバイアスなのだが、筆者には「人間はそう滅多なことで変わるものではなく、基本的には同じような資質や気質や体質が一生涯続くものだ」という信念が根付いている。これが絶対的な真理ではないという自覚はちゃんとあるので、読者の皆さんは、適応障害であろうとも発達障害であろうとも、本人を変えるという営みも視野に入れてほしい。

その最大のツールは認知行動療法であり、小児でもさまざまな工夫によって効果をあげることが実証されている。各種精神疾患に有効であることも実証されている。とても乱暴な言い方をすれば、〝ものは考えよう〟が認知行動療法の入り口だと思っている。詳細は各種成書を参照してほしい。

適応の障害の背景には、発達障害だけでなく各種精神疾患、愛着形成不全、トラウマ反応、環境の問題など、さまざまな要因が混在している。診察室の医師としては、不登校のところで述べたように、こんがらがった糸くずの一端でもほぐし始められれば良い、という心持ちでいるのが正しいと思う。つまり、それぞれの立場でできる対症療法から始めていただければ良いと思う。

反対に、自分ですべてを解決しようと意気込んで、うまくいかなくて放り出すという行為は、それ自体がひどいトラウマ反応を惹起するので、くれぐれも謹んでほしいと思う。

適応の障害では、さまざまな要因がこんがらがって悪循環に陥っていることが多い。何か少しでも、例えば頭痛が軽快するだけでも、もともとの発達の力が戻ってくることだって、無くはない。

（8）統合失調症？

「？」をつけたのは「統合失調症かしら？」と思った時について、述べていきたいからである。

筆者は小児科出身で、精神科のちゃんとした臨床研修は受けてこなかった。十五年くらい前の、地域における発達支援に携わる前の時期に、精神科病院で研修をしたいと思ったこともあったが、結局機会を逸してしまった。なので、統合失調症のオリジナルにはほとんど接したことがない。

ちなみに〝オリジナルの状態〟を体験することはとても大事だと考えている。カナー型自閉症やアスペルガー症候群のオリジナルは、一度経験したら強い印象を残す。十例くらい経験すれば、自分の中にちゃんとしたイメージができるだろう。精神科医で発達障害を支援しようと志している場合は、療育センターなどでオリジナルの小児期発達障害の臨床像を体験してほしいと思う。

そういった次第で筆者は本当の統合失調症を語る引き出しはほとんどない。五千人以上の発達障害の診療をしてきて、間違いなく本当の統合失調症と確診しているのはわずかに二～三名である（怪しいのは山のようにいる）。そしてそのいずれもが発達診断はアスペルガー症候群であった。

最初のケースは不登校ひきこもりから発症し閉鎖病棟に入院した。もう一人は十年年以上の発達フォローのあとで、公安警察にまつわる体系的な妄想が強く出て、アリピプラゾール（エビリファイ）を9㎎まで増量して妄想が綺麗に減少したケースである。こちらは筆者だけの診断だが、経過から間違い無いだろうと思っている。ここでは発達障害と統合失調症の鑑別の深山には踏み入らないが、精神病理的にはとても興味深いと思う。因果関係は無く、只の併存なのかもしれないが。

さて、統合失調症を疑った時には妄想や幻覚について質問するのだが、小児科医にとっては、案外と難しい。病識が乏しい本人に「統合失調症を疑っていますが妄想や幻覚はありませんか?」と聞いても否定されるのが関の山である。もちろん、家族にストレートに聞くことはありだと思う。

筆者はスクリーニング的に「なんか気配を感じることはないか」「聞こえないはずのものが聞こえたり、見えないはずのものが見えたりしないか?」「誰かに監視されているとか、見張られているとかは無いか?」と聞くことが多い。

「幻聴」がメインの場合での鑑別は要注意である。「悪口を言われている」「死ねと言う声が聞こえる」という陳述のほとんどは、幻聴ではなくフラッシュバックである。この場合、いじめられた体験の有無をそっと聞き、フラッシュバックについての説明をして、聞こえる声がそうでないかを質問すれば、おおよそ統合失調症との鑑別は可能である。「そういえば、昔にいじめにあって、その時に死ねと言われ続けていたことがあって、時々その時の声が頭の中でこだまする」と言われれば、フラッシュバックであることはほぼ間違いない。

抑うつや不安が強い場合には、症状として幻覚や妄想を伴うことがあることも知っておきたい。でもここまで来ると、ちゃんとした精神科医にコンサルトしたくなる。そして大抵は統合失調症ではないと言われて、安心するのである。

コラム

大人の発達障害

筆者の支援の多くは小児のケースであるが、時々は成人を診療することもある。

小児期から継続して支援や診察を受けている場合は、そのノウハウを活かせば良い。新たに成人になってから出会ったケースでも、それまでの支援の良いところを取り入れ、今一つのところはケースと一緒に新しい対応を工夫していけば良い。

大人になって初めて診断されたケースについては、大人になるまで診断されないで済んできたメリットをまず探していきたい。もちろん、良質の支援者に出会えなかったということもあるかもしれないが、大抵の場合は相談や支援や診療など、専門的な発達相談を受けないでも、生活に大きな破綻を来たすことなく過ごせてきたのである。

このことはケースの重度軽度を問わない。重度であっても、周囲の理解と対応が適切であれば成人まで不適応を起こさずに育つことは可能である。ただ、こういったケースはレアーであり、大人になって診断されるケースの大半は、いわゆるグレーゾーンでもある。

学生時代は周囲に言われるがまま日常生活を送っていれば済んできた。でも社会人になると、自分の頭で考えたり空気を読んだりする必要性も高まっていく。そこで不適応を起こして相談に至るのである。二次障害から発達障害が見つかることも少なくない。

まず、現在の困っていることに対して支援や治療をするのであるが、同時に支援を受けないでも大丈夫だったのは何故か、本人や場合によっては保護者とも考えていくのである。

いわゆる“お人柄の良さ”かもしれないし、学力は優れていたのかもしれない。周囲、特に家族のバックアップが素晴らしかったのかもしれないし、学校での教師や友人との出会いに恵まれたのかもしれない。そういった良い点と現状の不適応を照らし合わせて、今足りないものを補っていくことが、成人支援の第一歩であろうと思っている。

第11章　マルトリートメントへの対応

（1）発達障害とマルトリートメント

マルトリートメントは広義の児童虐待である。身体的、精神的、性的な加害と、ネグレクト（養育放棄）が含まれる。これまで、「不適切な養育」と訳されてきたが、近年は「避けるべき子育て」と言う訳語も登場し、筆者はこれも悪くないと思っている。マルトリートメントがあると、愛着障害や愛着形成不全が引き起こされるのは言うまでもない。

発達障害ではマルトリートメントはかなりの確率で認められるが、どこからをそう考えるかは、これもまたスペクトラムで、必ずしも線が引けるものではない。発達障害の育児はとても大変で、良かれと思った関わりでも、結果としてその子に適切でないことはしばしば認められるからである。

例えば、泣き叫んでいる乳児をギュッと抱きしめると、火がついたように泣き声が余計大きくなる、さらに抱きしめると絶叫のような泣き声になる。こちらも泣きたくなってベッドに置くと、程なく泣き止む。感覚過敏という症状がわからないうちは、無闇と力をこめ圧力をかけて逆効果になり続ける。そのうち母親も疲れ果てて育児への気力が低下していく。周囲に相談しても「あなたが頑張らないでどうするの？」と励まされ、さらなる悪循環に陥る。

結果としてのマルトリートメントだけではなく、悪意に近いマルトリートメントだってあるだろう。でも児童虐待の最初は「躾のつもりでやった」という場合も少なく無いように思う。

うまくいかない原因の一つは、当たり前であるが発達障害が初めからわかっていないことである。しかも「躾のつもりで」という子育ての発端にも、支援者はなかなか関わることができない。周産期において、子育て指導や相談は幅広く行われているが、発達障害を想定した相談なんて基本的にはありえない。一人目がそうだった時に、母親が二人目の子育てに慎重になるくらいである。

なので、相談の現場に登場した時は、マルトリートメントはある程度出来上がっており、どうしても対応が後手後手になってしまう。ある程度出来上がった後の対応は次項で述べる。

そこに小児科医や助産師・保健師の出番があると思う。乳幼児健診や風邪などの受診の際に、母親からの相談に的確に対応してもらうことで、リスクが少しでも減らせないかと思う。

まずは常識的な子育てを無闇矢鱈と押し付けないことであろう。発達障害では、常識的な子育てがマルトリートメントの端緒になってしまうことはすでに述べた通りである。もちろん、初めから変化球的な子育ては不可能である。ただ、臨機応変は大事だと思う。例えば〝普通の子育て〟をやってみて、なんだかうまくいかない時は、柔軟に軌道修正をすれば良いと思う。

アドバイスも〝正しいやり方をひたすら押し付ける〟だけだと、結果としてマルトリートメントの手助けをしているようなものである。あれこれ試してみて、ちょっと普通のやり方とは違うけれども、子どもが一番穏やかになれば、それがその子にとっての正解なのである。そして、これは何も発達障害に限ったことではない。ただ、どうしても日本は文化的に横並びで、みんなと同じことが重要視される。でも発達の問題がある場合は、ケースバイケースの育て方をするしか無かろう。

(2) マルトリートメントに出会った時

医師の立場とケースの状況によりケースバイケースであり、本項も筆者の立場での物語である。

やや極論だが、長く診ているケースには少なからぬマルトリートメントが混ざっている。ちなみに長いケースは三つに大別される。いわゆる〝定点観測〟的な年に一回程度の発達状況の確認をする穏やかな外来と、薬物の処方がやめられないケースと、家庭や学校や地域でうまくいっていない広義のマルトリートメントである。うまくいっていれば医療からは足が遠ざかるはずである。

三つ目のほとんどは、こちらから見れば「親がもう少し変われば、子どもも楽になるのになあ」というケースばかりである。馬齢を重ねてからはこちらも多少図々しくなって、そんなことをストレートに親に言ってしまったりする。でも、当然のことながら「すぐに変われるくらいなら、ここに相談に来ていません」と苦笑まじりの反発がオチである。先日のそんなケースも、誰にも愚痴れないので、カルテに〈母親は「わかっちゃいるけど変われません」と言う……〉と記載してある。

ただそのケースは、わずかながらでも親も変化し、子どもは親の変化よりももっと成長・発達している。〝親はなくとも子は育つ〟の軽いバージョンである。ともかく、筆者はできないこと、まずいことをあげつらうよりも、良い方向への変化をきちんとフィードバックするようにしている。「そういえばそうですね、気がつきませんでした」と親が喜んで、四苦八苦している子育てに少しでも希望を与えてあげられれば、親も少しずつ変わっていくのではないか、と期待している。

もちろん、そんな甘い対応ではダメな場合だってある。虐待に限りなく近い場合もある。ちなみに診察室だけで虐待が発覚することは滅多になく、地域の関係機関との情報交換で怪しいケースはピックアップされる。そんな場合もあるので、身体診察は不可欠である。滅多には無いけれども、原因不明の外傷があれば通告を視野に入れる（111頁）。通園施設でも状況は同じである。虐待の発見にとどまらず、いろいろな意味で、すべての子どもの身体チェックは不可欠であろうと思う。

第7章でも触れたが、要保護児童対策地域協議会への参加や、児童相談所との連携（110頁）も発達支援の業務の一つである。言わずもがなの原則は「怪しい場合は看過せず、通告も視野に入れつつ、しっかりと子どものモニターを続ける」である。空振りに終わっても良いのである。慣れていないと、親との関係性を損なう不安が強くなるが、子どもの安全確保が第一であり、空振りの場合は素直に謝れば良い。ギクシャクさが残ることは避けられないが、やむをえないと思う。

筆者も何件か通告に関連したことがある。でも通告後も何らかの形で、少なくとも子どもとの関わりは続いている。発達の相談をするところが少ないという事情もあろうが、こちらが思っているほどには関係性が損なわれない。このことは、園や学校の場合でも同様である。毅然とした態度であれば、大抵は大丈夫である。繰り返しであるが、〝子どもファースト〟である。

親との引き離しの際に子どもの辛そうな表情を見るのは辛いが、家庭に戻してもうまくいかないこともあり、最終的には子どもも親を諦めざるをえない。切ないが仕方あるまい。

(3) 発達性トラウマ障害について

ストレスがかかると誰でも心身のバランスを崩す。ストレスによる心身消耗が回復力(レジリエンスとか自己治癒力)よりも強ければ、心身症になったり精神に不調をきたしたりする。これは古今東西・老若男女共通である。ストレスが強く長期間にわたるほど心身へのダメージも大きい。

小児でも強いストレスを長期間受け続けるとさまざまな症状が出る。特に、発達障害と見紛うばかりの症状が出ている状況を発達性トラウマ障害と呼ぶ。強烈なストレスのほとんどは児童虐待である。

症状は多動・衝動・不注意、感情のコントロール不全、周囲との人間関係や社会性の逸脱、学習や日常生活の不具合など、ありとあらゆる発達障害様の症状を呈する。自尊心の低下、意欲の低下など抑うつ的な症状も出てくる。小児の場合は、抑うつが過覚醒やイライラなどの外側に向けた衝動性としても表出される。まさに〝何でもあり〟である。症状の内容や出方は、元々の資質とトラウマの程度(長さや内容)により、ケースバイケースとしか言いようがない。

同じ子どもであっても、年齢によって症状が異なってくるのも特徴的である。乳幼児期は衝動性やコミュニケーションの遅れ、愛着形成不全など、成長するにつれて社会性の課題や自尊心の低下が浮き彫りになる。いわゆる反社会的行為に及んで問題が外に出る場合と、抑うつ・不登校・引きこもりなどの内に籠る場合もある。長ずるに及んで、リストカット・各種の依存症・一昔前は境界型と呼ばれたような人格障害も出てくる。自分が親になると虐待の世代間連鎖だって生じてしまう。

近年では、小児期の長く強いストレスを逆境的小児期体験（adverse childhood experiences; ACEs）と呼ぶ。ACEsが愛着形成・精神疾患・成人病などの罹患率を上げると言う報告もある。ややこしいことに、もともと発達障害のある子どもがACEsを受けると、発達性トラウマ障害にもなってしまうのである。前項でも述べたが、発達障害の育児はとても大変で、養育困難を来しやすく容易にACEsに発展してしまう。つまり、臨床像としては発達障害の症状とトラウマ関連症状とがゴチャゴチャになって区別が判然としなくなる。これが髙木の言う〝青汁〟状態である。

珍しく状態像の話を延々と書き連ねたが、それは対応が困難を極めるからである。筆者の原則は「できるところから手をつけていく」である。根本の養育環境が改善されればベストだが、なかなか難しい。次項で述べるような専門的なトラウマ治療ができれば良いが、筆者の環境ではそれも難しい。なので、原因がどっちであっても発達支援のアプローチが少しでも役に立ちそうだったらそれを行っていくし、家族支援も並行して行っていく。児童相談所を含め、関係機関が状況をよく把握し情報共有をしっかり行って、地域社会で子どもを見守り育んでいく。地域社会の関係が希薄な大都市ではなかなか難しいかもしれないが、それでも関係者のネットワークづくりだけでもしたい。保護者が支援者になりえないことも多く、隔靴掻痒ではあるが、子どもの未来のために他の大人が頑張るしかない。何とか社会で自立できるところまで長期戦でのサポートをしていく。ようやく先が見えてくると、関係者一同、本当に一息つける思いがするのである。

（4）トラウマとトラウマ処理

トラウマにも連続性があり、日常ありふれたものから強烈なACEsまでのスペクトラムである。トラウマを受けない人間はいないが、ほとんどの人間は日常生活の中で傷が癒えてカサブタになっていき、そっとしておけばポロッと剝がれて終わりになる。カサブタは無理に剝がしてはいけない。少し跡が残る場合もあるが、大抵は「そんなこともあったなあ」くらいですむ。

ところがトラウマを受けた状況と受けた人によっては、実際のトラウマがなくなっても、トラウマからの影響が後遺症的に残って日々の生活を脅かし続ける。いわゆるトラウマ関連障害である。

最新の診断基準では単純性PTSDと複雑性PTSDに分けられる。前者は単回の強烈なトラウマ、後者は長続きするトラウマ群によるものである。前者の症状は①フラッシュバックと呼ばれる再体験②トラウマを思い起こさせる諸現象の回避③持続的な過覚醒状態④認知や気分のネガティブな変化である。後者はそれらに加えて⑤感情コントロールの困難さ⑥恥辱・罪悪・失敗の感情を伴った自己卑下・挫折・無価値感（④と重なる部分もある）⑦人間関係構築の困難さが挙げられている。便宜上、二分化しているが、実際は区別が難しいと感じる場合も多い。これもスペクトラムであろう。

治療や支援もスペクトラムである。病的とまでいかないトラウマは日常生活の中で癒えていく。普段の生活を淡々と、あるいは意識して普段の生活に没頭することで、人間の回復力や自己治癒力が作動して、心の傷も癒えていく。生活への逃避と揶揄する向きもあるが、逃避によって傷が癒えていけばそれで十分だろう。とにかく、人間に備わっている治癒力を活用しない手はない。もちろん、一人ではなく周囲との楽しい関わりなどによっても傷が癒えていく。気晴らしやリクリエーションなどの気分転換、エネルギー充塡も良いと思う。いわゆる〝リア充〟でトラウマがそのうち癒えていくことが、スペクトラムの裾野にある対処であり、専門的な支援や治療は不要で済むのが望ましい。

専門的な支援や治療が必要なのは、自己治癒力がうまく発揮しない場合や、それだけでは傷が癒えない状態の時である。トラウマに関する話に耳を傾け、辛さに思いを馳せ、睡眠や食事や学校生活などの度合いを聞く。対症的な処方も良いかもしれない（一例が〝神田橋処方〟）。それぞれの立場でできることを少し手伝うだけで、停頓していた自己治癒力の動きが戻ってくることだってある。

なお、トラウマのことはこちらから根掘り葉掘り聞いてはいけない。いわゆる〝セカンド・レイプ〟のように詳細な事情聴取それ自体がトラウマ記憶を再活性化して、二次的トラウマ体験になりかねないからである。ただし、当事者が辛い思いを自ら話しているのを聞いてあげることは、必ずしも悪くない。もちろん、話が止まらなくて暴走状態になった場合は、そっと止めてあげる。

そこから先は専門治療の要素が強くなる。本格的なトラウマ治療を受けられるところはとても少ない。ネットで「トラウマ」で検索すると参考書が山のようにヒットする。ひとまず、それぞれの立場で勉強し、自分の診療の中で出来ることを実施していきたい。当事者はとても苦しいので「ここでは何もできません」は可哀想である。話を聞き、自分でできる処方くらいはしてあげたい。

コラム

面接の深さについて

トラウマのところでも述べたが（176頁)、なんでも根掘り葉掘り聞けば良いと言うものではない。当事者が溢れるようにトラウマのエピソードを述べる場合は別として、こちらからの深堀りはトラウマの再体験になるリスクをよくよく勘案する必要がある。

同様に、それを聞くことで傷を広げるかもしれないこと、例えば両親の離婚のエピソードなども、慎重に扱う必要がある。そんな時に筆者は「立ち入ったことを伺うようですみませんが」と前置きをして、聞かれる方が「なんだろう？」と心の準備ができるようにささやかな配慮をしているつもりである。

根掘り葉掘り聞かないと支援ができないと言うのでは、トレーニングにならないこともすでに述べたとおりである（94頁)。

研修医時代に小児科当直をしていたある夜に、何の間違いか救急車が二台同時に到着した。医師は筆者だけである。救急車から歩いて降りて来たバイタルが大丈夫そうな子どもとその父親には、重症の対応を優先することを詫びて、フッと思いついてスポーツ飲料を飲んで待ってもらった。重症に見えた方も輸液で回復し低血糖が判明した。ふと見ると、ポカリを飲んでいた父親と子どもが、申し訳なさそうに「元気になったので帰ります。実は寝ちゃったので遅い朝食の後、何も食べさせてなかったんです。腹が減っているみたいなんで帰って食べさせます」とのこと。何かあったらの再来を約束して返したが、どうもこちらも低血糖だけだったらしい。ほぼ何もしないで回復したことが何だか妙に嬉しかった。

そんな過去もあって、また師匠の教えもあって、面接や支援が浅い段階で回復するのが、理想だと思うようになった。当事者性の育成を目指す支援原則にも合致する。深い面接や治療を繰り広げてしまうと、依存が生じて当事者性が育ちにくいと思うからである。

第12章　薬物療法あれこれ

（1）発達障害の薬物療法

発達障害は薬では治せない。いつか治る時代が来たら筆者は職を失うだろうと思う。そんな日が来る時のために、一般小児科医に戻れるように勉強しておかねば……

閑話休題。治せないにしても、薬は重要な〝名脇役〟になることができる。すでに述べたが、発達障害の支援で唯一医者らしいことは薬の処方だと思っているので、工夫をしながら続けてきた。

どの本にも書いてあるが、薬物療法の前にまず行うべきは環境調整である。不眠・多動・癇癪など、症状の発生する状況と、周囲の対処行動を聞き取って、より良い環境や対応を一緒に考えていく。それで改善すれば薬物療法の出番はない。ただ、処方が始まっても環境調整はずっと続けていく。処方で一旦は落ち着いたのに、急に症状が再燃したり増悪したりすることは珍しくない。単に体重が増えて処方を増やすべき時もあるが、環境調整を怠って症状が再燃・増悪した場合もある。

改善すべき環境が見えていても、どうしても変わらない場合もある。多動児の在籍するクラスそれ自体が騒がしく、担任も若手でまとめきれないこともあろう。父親に夜勤が多く、睡眠環境が整わない場合もあろう。親に余裕がなくて、本来なら関わりの工夫で改善できることが難しい場合だってあろう。なので、環境調整に見切りをつけ薬物療法にシフトする場合もある。

支援の原則は〝できるところから手をつける〟である。メラトニンの処方で子どもが寝てくれるだけで、家族にも余裕が生まれる場合もある。ADHDへの処方によって、クラス全体も落ち着き、担任にも余裕が出てきて、当のADHD児への対応が改善する場合だってある。要は、薬物によって悪循環が断ち切れるのであれば、必要以上に環境調整にこだわる必要もないと言うことである。

薬物療法は共同作業であり心理療法的な配慮も不可欠である（184頁）。ただポンと処方をするのと、さまざまな配慮を加えて処方するのとでは、同じ薬物でもその効果は雲泥である。

実際の薬物療法を検討する時は、標的症状を同定する必要がある。もちろん、知的な遅れなどは標的にはならない。ただし、多動や過敏が改善すれば学習状況も好転するかもしれない。ともあれ大事なことは〝標的症状の背景の深掘り〟である。標的症状から一気に薬物に飛びついてはいけない。

例えば、多動だからといってADHDの薬物に直行するのではない。多動の背景には、授業の理解が追いつかずに暇を持て余して動いてしまう場合もあるかもしれない。発達レベルの確認と適切な教育環境の再設定で解決する場合もあろう。感覚過敏が影響しての多動もあるかもしれない。対応の代表はイヤーマフであり、近年ではノイズキャンセリング機器も使われるようになっている。過敏にはアリピプラゾール（エビリファイ）も効果をあげる。家庭環境の不安定さから情緒不安定に陥り、動きもまた多くなっているのかもしれない。こういったことをすべて鑑別していって、最終的にADHDの多動と判断すればADHDの薬物をトライするのである。

さらに、支援も薬物もいつまでも続くのではなく〝終わり〟を見据えながら施行したい。このことの委細は後述する（186＆192頁）。

（2）処方にあたって説明すること

次項で述べる心理療法的な配慮も込めて、薬物療法に際しては以下のようなことを話している。まず予告である。経験上そのうち処方が必要になりそうなケースには、必要になってから伝えるのではなく、あらかじめ言っておく。例えば、幼児期のＡＳＤの不眠では「家族が苦しくなる前に睡眠薬を考えても良いかもしれない」と言う。多動の強い場合は「小学校に入って授業が始まって、じっとしていられなかったり、落ち着かなかったりする場合は薬もアリ」と言う。癇癪や衝動性などが思春期に入って親の力では抑えきれなくなりそうな時も「思春期を乗り越えるには薬の力を借りた方がスムーズかも」と言う。経験からこのように予告的に伝えておくと、保護者にとっても心の準備になるし、時には保護者から薬を試したいと言ってきて導入がスムーズになることもある。

実際の処方に当たっては、標的症状、薬の名前、どんな効き目があるのか、どんな副作用があるのか、いつまで飲むのか（内服期間）、などを説明する。

具体的な飲み方も伝える。一日何回なのかとか、飲み忘れたらどうするのか、など細かいことも案外と大切である。メチルフェニデート徐放錠（コンサータ）などは、内服して良い時間帯が決まっている。飲み忘れた場合、朝十時以降であれば翌朝まで内服はしないことになっている。しかし、多くの薬は飲み忘れた場合の飲み直しについての対処法があるので、それを伝える。

副作用については、過度の不安を避けるため、出現頻度も伝えたい。抗精神病薬の悪性症候群やジスキネジアなどにも言及しないわけにはいかないが、かなり低頻度と伝える。むしろ抗精神病薬では食欲増進による急激な肥満の方が起こりがちである。そして、副作用時の対応を伝えておくことも、とても重要である。少し眠くなる薬もあるが、著しい眠気でなければ一～二週間で慣れることが多く、内服を継続してほしい旨を伝える。もちろん、不安になれば電話などでも相談にのりたい。

飲み始めてすぐの軽微な副作用は、こちらが適切に対応すればほぼ乗り切れる。医師からみるとちょっとした副作用なのに、効く前に断薬してしまうのはなんとももったいない。医師は些細な副作用と思っていても、保護者や本人はかなり不安に思うので、丁寧な説明が不可欠である。

いわゆる飲み合わせに関しては、保護者からの質問も多い。最近のわれわれの業界の薬については、併用禁忌はあまりないので、基本的には安心して良いことを具体的に伝える。

効き目がいつ頃に出てくるかも伝えたい。飲んですぐの改善を期待している保護者もいるが、一般的には一～二週間程度の観察期間が欲しい。もちろん、処方がピタッとハマれば、リスペリドンやメチルフェニデートなど、直ぐに効き始めることもなくはないが、あまり期待を持たせると良くない。反対に、効果が出るには一カ月以上かかるような場合は、内服のモチベーションを下げないように「少しずつ効いてくるので、じっくりと様子を見ていきたい」など、嘘でない程度に見通しを伝える。「そんなに早く効くわけはありません」など、話の腰を折るような表現は避けたい。

効果判定と断薬についてはこの後で述べる。

（3）薬物療法を心理療法にするために

一番大事にしているのは薬物療法を共同作業にすることである。その構成メンバーは、本人と保護者と所属機関のスタッフ、そして医師である。共同作業の雰囲気が高ければ効果も高くなる。

まず、処方に対する不安をできるだけ下げるために、前に述べた内容を丁寧に説明する。慣れれば五分とかからない説明である。この手間を省くと、効くものも効かなくなる。

薬にまつわるネガティブな印象もできるだけ払拭しておきたい。父親から「気狂いに薬ですか？」と言われ、鼻白む思いで説明を繰り返したことがある。それは極端としても、「ダメだから薬」ではなく「より良い生活のために薬の力を借りる」というようなポジティブな説明をしたい。

それでも内服を躊躇う保護者は少なくない。医師からは効くだろうと思っていても、当事者たちは不安で葛藤している。そんな時は「試しに飲んでみて、効き目や副作用などをみて、続けるか判断しませんか？」と〝お試しモード〟の説明をする。飲んでも飲まなくても命に関わることは余りないので、まずはやってみての判断である。固い説明の方が良い親には「実験みたいで恐縮ですが」と言う場合もある。実験とくれば観察なので、効果判定の時にも使える比喩である。

それでも内服を迷う保護者は少なくない。学校の先生も切望し、本人も飲んでも良いと思っている、医師は効くだろうと思っている、でも大丈夫だろうか……薬についての躊躇いの理由、例えば親戚が風邪薬でアナフィラキシーを起こして生死を彷徨った、などでは無理もない。多くは漠然とした不安である。「脳に効く薬って恐ろしくないですか」と言った保護者もいる。医師は忍耐強く説得を続ける必要がある。先日も、こちらが焦ってアリピプラゾールを押し付けるように処方したら、案の定一回飲んで少し眠くなって止めてしまった。眠くなることは説明済みだったのだが「そんなこと聞いていない」と言われてしまった。なので、無理押しでも難しそうな時は、一旦保留にする方が良いと思う。“押してダメなら引く”のである。そのケースは、関係もこじれて転医してしまった。

さて、最大の共同作業は効果判定を巡ってである。発達障害の薬の効き目に関しても、客観的な指標はなかなかない。各種質問紙などのチェックリストを活用するのも一法であるが、使った人はわかるように、それとても完全な客観的指標とはならない。筆者は効果判定に当たっては、関係者の感想を聞くのが良いと思っている。感想というといかにも非科学的だが、標的症状に対して薬は効いているかどうかを聞くのである。本人には内服して楽になったかを聞く。もちろん、こう言った感想にはそれぞれの主観もだいぶ混じるので、いろんな人の意見をまとめて、総合判断する。

例えばＡＤＨＤの場合。学校での行動の変化を教員に聞き、家庭での様子を保護者から聞き、本人には飲んでみてどうだったかを聞く。もちろん、診察室での言動の変化も観察する。ただ、診察室は特殊な状況なので、余り参考にならない。副作用についても関係者から情報を集める。副作用こそ診察室では見えない場合が多いからである。このようにみんなで飲み心地をアセスメントしていき、処方の種類と服用量の調整をしていくのが筆者のやり方である。

（4）処方を止めるとき

支援も処方も〝卒業〟が目標である。薬物療法の提案をすると「一生薬漬けになるのですか？」と不安の余りの質問をされることがある。もちろん重いケースで、しばらく当分は処方が止められそうにない場合もあるが、初めから一生飲むことを見据えて処方することはあまりない。

なので、こう言った質問には「薬の力を借りて生活がスムーズになって、薬を飲んでできていたことでも、自分の力でできるようになったら、薬も卒業できる場合が少なくありません。効き目が出た場合は、しばらく（とぼかす）続けた方が良いと思いますが、何せ子どもは大人と違って成長・発達して変化するので、薬が要らなくなることも出てきます」という言い方で答えている。

前著にも記したが以下は実話である。メチルフェニデート徐放剤（コンサータ）が劇的に効いて、だいぶ落ち着いて生活が送れるようになったケース。しばらくしてその子が「落ち着くってこういうことだったんだね。今までみんなから『落ち着け！』って言われ続けていたけど、全然意味がわからなかった。薬で落ち着いてみて初めて『これが落ち着くってことか』ってわかったんだ」と言ってくれた。人生初めての〝落ち着き経験〟であったようだ。もうしばらく処方を継続していると、その子から「薬をやめてみたい。落ち着くってことの意味もわかったので自分でやってみたい」と申し出があり、親とも相談して〝試しに〟やめてみることにした。実際にはいきなり止めるのではなく、まず一段階薬を減量して、状況が増悪しないことを確認して断薬した。

減らして止める前には「お試しだから、止めてみてうまくいかなかったら薬を再開することもある。その時には君の意見も聞くけど、お母さんや学校の先生の意見も聞いて決めたいけど良いか？」ということを本人とも確認したい。このケースは幸い、止めても本人の〝頑張り〟で落ち着いた状況を維持でき再開にはならなかったが、薬を止めたら悪くなって再開するケースも少なくない。

筆者は共同作業を原則としているので、止めたいという申し出があった時には、止めたら相当に大変な状況になるだろうと予測される時以外は、その気持ちを尊重し、試しに止めてみるか、こちらが不安の場合は減量してみる。もし止めてみて悪くなった場合、本人が納得してさえいれば「また飲む」と言ってくれることがほとんどである。共同作業にしておかないと、このあたりのプロセスがうまくいかない。医師の一存だけで万事を判断すると、ロクなことはないのである。

なんとなく診察が間遠くなって、気がつくと内服していない場合もある。処方前の説明がしっかりしていれば、それも良いと思っている。本人・保護者・関係者が内服の必要を感じていなければ止めても良いのである。むしろ大事なのは中断を責めないことである。自己中断も主体的な判断として尊重する。必要だと思ったらいつでも処方するので診察に来てほしいという姿勢を維持していれば、再開もスムーズである。医師が責めてしまうと、こう言ったことはまず不可能になる。

止めることを見据えて処方を開始するが、成人期でも処方継続が必要な場合はある。その場合は精神科へのバトンタッチが必要である。紹介先があるだけ恵まれていると思う。

（5）実際の処方――ミニ各論

本項も本が一冊書ける内容であるが、ここでは筆者の処方の一端をお伝えしたい。

漢方薬　独学でも良いので、幾つかの方剤を使えるようにしておくと、心身双方の治療に重宝する。筆者は甘麦大棗湯（不眠・癇の虫・不安）、抑肝散（衝動・苛々・不眠・チック）、抑肝散加陳皮半夏（抑うつ的苛々）、黄連解毒湯・柴胡加竜骨牡蛎湯（体力のある苛々）、桂枝加竜骨牡蛎湯（過敏）、半夏瀉心湯・六君子湯・大建中湯・桂枝加芍薬湯（各種胃腸症状）、半夏厚朴湯（不安）、補中益気湯・十全大補湯・小建中湯（体力増進）、酸棗仁湯（不眠）などを頻用する。発達障害の神田橋処方は変法の桂枝加竜骨牡蛎湯＋十全大補湯が多い。詳細は成書を参照されたい。

抗精神病薬　リスペリドン（リスパダール）0.1–1.0mg/day（ほとんどは0.3–0.5mg）、アリピプラゾール（エビリファイ）1-3mg/dayを苛々・癇癪・チックになどに用いる。前者は情動の抑制、後者は情動の安定を目指し、過敏にも用いる。これらで無効の場合、最近ブレクスピプラゾール（レキサルティ）にチャレンジしている。強度行動障害のレベルでは、少し前はパリペリドン（インヴェガ）を使わざるを得なかったが、最近は行動の背景に不安や強迫があることが見えてきて、ＳＳＲＩのエスシタロプラム（レクサプロ）によって安定する経験を積んでいる。

睡眠薬　上記以外にメラトニン（メラトベル）、ラメルテオン（ロゼレム）を第一選択で用いる。

ベンゾジアゼピン系は滅多に使わない。成人に近づくとゾルピデム（マイスリー）、エスゾピクロン（ルネスタ）、レンボレキサント（デエビゴ）を使うこともある。睡眠薬に限らないが、発達障害の薬物療法は少な目の処方（少量投与）が原則である。

ADHD　諸般の事情から、筆者の現在の第一選択はグアンファシン（インチュニブ）、ついでメチルフェニデート（コンサータ）である。それ以外では、むしろリスペリドン（リスパダール）・アリピプラゾール（エビリファイ）を使うことが少なくない。

不安・抑うつ　いずれも筆者の第一選択はエスシタロプラム（レクサプロ）である。不安に関してはほとんどカバーできる。不安が高じての抑うつにも効く。2.5-20mg/dayの幅で用いる。眠気や胃腸症状が出る場合は容量過多であり、症状が改善するとこれらの副作用が目立ってくるので、止めるタイミングが摑みやすい。次いでボルチオキセチン（トリンテリックス）を試す。抑うつの第二選択はデュロキセチン（サインバルタ）である。たまにセルトラリン（ジェイゾロフト）やフルボキサミンマレイン（デプロメール・ルボックス）を使うこともあるが、パロキセチン（パキシル）やエチゾラム（デパス）は殆ど使わない。背景に感覚過敏が強い不安にはアリピプラゾール（エビリファイ）を使うこともある。小児では適応外使用が多いので説明が必要である。

以上が筆者の処方のほとんどである。詳細は成書を参照してほしいが、処方は書籍よりも先達から教わること多い。初期の頃は宮尾益知先生（現どんぐり発達クリニック）、最近は原田剛志先生（パークサイドこころの発達クリニック）からの学びが大きい。この場を借りて深謝したい。

コラム

代替療法

EBM の反対の“エビデンスのない治療法”とも定義される。東洋医学も代替療法だが多少のエビデンスはあり、エビデンス絡みではない定義が無難である。“西洋医学には無い治療法”と考えたい。

EBM は大多数に効果のある“多数決の治療”であり、少数派の発達障害には必ずしもフィットしない。支援もケースバイケースであり、EBM の実効性はますます微妙となる。

ともあれ、発達障害の5〜9割に代替医療の経験があるという報告もあり、医師としても少しはリサーチして、スタンスを明確にしておきたい。筆者は危険なもの、コスパが極めて悪いもの（高価な治療）は勧めないことを原則にしている。

自閉症の水銀キレート療法は、効果もエビデンスも不十分な上に、欧米では死者の報告もあるので勧めない。その昔、自閉症が治るというお茶があって、1カ月数万円のコストがかかっていた（ちょっと調べたら特許申請してあった）。害はなさそうだが、コスパが悪いと思うので、別のことにお金を使った方が良いと筆者は考えている。

それ以外の代替医療に関してはケースバイケースで、無下には却下しない。ペニシリンの開発が偶然の産物だったように、今は代替医療でも、将来にエビデンスが確立することもあるだろうと期待してのことである。外来でもできるだけ保護者から話を聞くようにしている。実害と金額が高くなければ止めずに様子をみる。保護者がそれによって少しでも安定すれば、発達にもよかろうと思う。良い方向のプラセボ効果を狙ってのことである。

少し前に自閉症の牛乳絶ち療法をしている母子がいた。エビデンスはないがネットに溢れている情報である。しばらくして効果を聞いたところ「うちの娘は牛乳が大好きなので、禁止していると欲しがって泣きじゃくる。牛乳を飲ませている方が母子ともに安定するので、あれはやめました」とのこと。食事療法の難しさであろう。

第13章　診療の終結と支援の継続

（1）支援のゴールとは？

本章は支援のゴールという観点から、第1章（3）支援のプロセス（6頁）について詳述する。

医療も福祉も、究極のゴールは治療や支援がなくなることである。病気の治療で病院に通っていても、病気が治って病院に行かなくなることがゴールである。もし治療以外のゴールがあるのならまだしも、いつまでも病院に行かねばならないのでは、いろいろな意味で問題であろう。ただ、人間は誰でも死を迎える。そして医療の手助けなく死を迎えられるのはひと握りである。ともあれ、結果的には死によって医療も不要になるので、やはり医療がなくなることはゴールである。

福祉も本当は支援がなくなることが支援の目的であるが、実際はなかなか難しい。

筆者が言いたいのは、時々でも良いので診療や支援のゴールを考えてみると、漫然とした支援にならずに済むのではないか、ということである。もちろん、診療や支援に難渋していて先が全く見通せない時に、正面切ってゴールのことを考えると、支援者の自己肯定感も下がるので、目の前の状況にただただ集中するというのもアリだと思う。それにしたって、支援や治療のゴールについては頭の片隅で意識するくらいはしておいてほしいと思う。

ゴールは支援者が決めるとは限らないことも意識しておきたい。例えば、あんな熱心に支援をして処方もしてカウンセリングもして、そういえば最近ぱったりと来なくなった。どうしているのかと思ったら、街で元気そうな姿を見かけた。こちらから声を掛けるのも憚られるが、まあ元気そうだからいいか……でも挨拶くらいに来ても良いのに、なんて思うことだってあるかもしれない。〝便りのないのは良い知らせ〟であって、どう言ったプロセスにせよ、診療や支援に来なくなったのだから、まあよしとしよう、と考えるのである。ゴールは当事者が決めるものなのである。

商品を売ったり食事を提供したりして生計を成り立たせているのとは違い、支援については利用者が来なくなることが一つの目的である。でも矛盾するのは経済的な問題である。病気や障害がなくなると人類は幸せになるが、医者や支援者は生計が成り立たなくなる。昔の同僚が「われわれは人の不幸で飯を食わせてもらっているのだから、因果な商売だよなあ」とつぶやいていたが、時にはそんなことも考えると謙虚な姿勢を取り戻せるかもしれない。

かなり脱線したが、支援のゴールについては、それぞれが時々で良いので考えてほしい。

一般的には、利用者が心身ともに健康で幸福な毎日を送ること、それぞれの立場や特性に応じた社会参加を果たしていくこと、こう言ったことが治療や支援のゴールでもあろう。

筆者が考える発達障害の支援の目的は成功体験の蓄積である。そのためには社会的障壁がなくなることと、合理的配慮が適切に提供されることも大事である。支援の卒業に向けて、支援がなくなることを見据えての〝当事者性の育成〟も大事だろうと考えている。でも、支援がなくなってもライフステージが変わると新たな問題が出来し、支援が再度必要になることも生じるかもしれない。

本書の残りで、こう言った問題について考えていきたいと思う。

（2）社会的障壁の撤廃と適切な合理的配慮

一つのゴールはその人なりの社会参加である。そして年齢ごとの社会参加もある。仕事だけではなく、園や学校に通うことだって社会参加である。その社会参加を阻むものが社会的障壁である。社会的障壁は以下の四つに分類されている。

①**事物の障壁** 施設や設備などの障壁。例えば、階段しかない昇降、点字ブロックの上に停められた自転車、右手でしか使えないはさみなどである。

②**制度の障壁** ルールや条件などの障壁。例えば、申込方法が電話のみに限られている、障害者には家族などの同伴を求める、印字された問題文のみで配慮のない試験設定などである。

③**慣行の障壁** 明文化されていないが大多数が従うしきたりなど。例えば、緊急時のアナウンスは音声のみ、注意喚起は赤色を使う、視覚でしか分からない署名・印鑑の慣習などである。明文化されていないしきたりや暗黙の了解は、発達障害には特に高い障壁になる。

④**観念の障壁** 無知、偏見、無関心など。例えば〝こうあるべきだ〟〝できるはずがない〟〝障害者はかわいそう〟などである。無知は偏見を生み、排除・差別や無理解・無関心につながる。最も手強い障壁である。精神論や根性論も観念的な障壁である。

①と②の根底にあるのは③であり、さらにその深層には④がある。もちろん④のない人はいないし、

筆者だって胸をはって差別がないとは言い切れない。しかし、自分の内なる偏見や差別への自覚があれば、①〜③に波及することは、多少なりとも防げるのではないか、とも思う。

合理的配慮とは、一人一人の特性や障害に応じた支援ということである。合理的というのは、支援される側にとって適切であり、かつ支援する側にも過度の負担を生じないという意味合いもある。そして合理的支援の目的も、それぞれがそれぞれに応じた社会参加を果たすことになる。

筆者はゴルフの経験がないが、どうやらゴルフのハンデとは、合理的配慮の一例なのではないかと思い至った。個々プレーヤーの技量に応じてハンデの数値が与えられ、トータルのスコアからハンデの数値を引いたものが試合で競う時のスコアになる。物の本には「ゴルフコンペのハンデは、初心者でもできるだけ公平に優勝するチャンスが得られるように設けられるものです」と書いてあった。〝優勝するチャンスが公平に与えられる〟ことを目的にしている点が大事である。優勝を社会参加と置き換えれば、そのまま支援の話ではないか！

ともあれ、社会的障壁をできるだけ少なくし、本人の発達の遅れや特性に応じた合理的配慮を提供し、誰もがそれぞれの立場で社会参加をするようになること、これも支援の重要な目的である。

それには支援チーム全員で、社会的障壁の在処とその撤廃、どんな合理的配慮が有効かつ現実的なのかを考えていくことが大事である。合理的配慮も共同作業の産物であることが望ましい。

もちろんチームには当事者も含まれる。子どもの場合は保護者や小児科医が代弁者になっても良いだろう。ここでも「自分のことは自分で決める」という自己決定に向けての支援も必須である。

（3）当事者能力の育成――支援がなくなること

「自分のことは自分で決める」に加え「自分のことは自分でできる」のも重要である。

しかし「自立とは何でも自分一人でできるようになることではない」という事も意識しておきたい。「自立とは依存先を増やすことである」とは小児科医でもある熊谷晋一郎氏の有名な言葉である。困った時には遠慮なく誰かに支援を要請し、実際に手伝ってもらえることが自立なのである。障害があろうとなかろうと、どんな人間だってすべてのことを一人でやるのは困難である。

そうするとSOSを出せる能力も必要である。そのことに関しては次項で述べる。

こう言ったことを踏まえて、以下当事者能力の育成について考えていく。筆者の考える当事者能力とは「困った時に自分なりの対処方法のレパートリーを持っていること」である。もちろん、SOSを出すことも含まれる。簡単な例でいえば、頭が痛い時に頭痛薬を飲むとかお風呂に入るとか散歩するとか音楽を聞くとか肩こりを揉んでもらうとか、いくらでも対処法は思いつく。対処法のいろいろなレパートリーを持っているだけでなく、どれを選んだら良いかの選択能力も大事である。

発達の問題がある場合は、独力では対処能力はなかなか身に付かない。特に、支援がなくて失敗体験ばかりが積み重なると、失敗しないことだけが人生の目標になってしまい、対処能力を育む経験すらなくなってしまう。なので、支援者のアシストの元に成功体験を積んで、そのアシストを参考にし

〝これならば自分でもできるかも〟という手応えを感じることが大切である。

重度知的障害のある自閉症の成人は、激しい癇癪を起こすたびに、支援者からリスペリドンの頓服をもらって落ち着くという成功経験を重ねてきた。ある時、本人から支援者に頓服薬の要請があった。癇癪は起こしていなかったが「このままだと癇癪に発展しそうだからその前に頓服を飲んでおこう」という発想が生まれたようであった。これだって、立派な当事者能力である。

当事者能力の養成でもう一つ大事な前提条件は、自分の発達特性の自覚である。つまり自分にとって苦手なことを自覚して、その上で回避も含めた対処行動を取る必要がある。ただ、失敗体験が積み重なって自尊心が十分に育まれていないと、自分の特性を自覚することは難しい。自分の特性は欠点とも捉えられるし、それを振り返るにはそれなりの自尊心が必要だからである。だから、ここでも支援者の支援のもと、成功体験を積んで自尊心を育んでおくことが重要になる。ある程度の成功体験が積めれば、自分のことを振り返っても、極度に落ち込むことは減るだろうと思う。

筆者の話で恐縮であるが、自分の多動やKYを意識できるようなったのは、つい十五年くらい前のことである。自覚さえすれば何とかなる（と思う）。多動は状況に応じてブレーキを踏むようにしている。状況判断の苦手さについては、できるだけ即断即決を避け、状況を多角的俯瞰的に見つめ、何より支援チームのメンバーに自分の判断や方針の妥当性を聞くようにしている。

ともあれ、それぞれの特性や年齢に応じた当事者能力の育成によって、支援が最小限になっていくことが、支援の王道プロセスなのではないかと考えている。

（4）門戸を開けておく――再度相談できるように

これまでも述べてきたが、支援が中断しても再開できるようにしておくことが重要である。

かつて、発達障害の就労支援の専門家に、小児期の支援者に一番お願いしたいことを聞いたところ「SOSを受け止めること」と言われた。支援の成否はともかくも、まずはSOSを受け止め、真摯な姿勢で相談に乗ってあげることが大事だとのことであった。「SOSを出しても良いんだという、SOSをめぐる成功体験を積んでおいてほしい」ということを強調されていた。

もちろん、SOSに対して適切な解決策がもたらされればなお良いが、現実的には難しいことだってある。そんな時に、少なくともSOSを聞き届けてもらったという経験だけでも大事だというのである。SOSを出したこと自体が失敗体験になると、次に困った時にSOSを出せなくなる。そもそもSOSを出すこと自体も勇気がいることなのに、SOSを出して失敗したら二度と出さなくなる。

発達障害の就労で失敗するパターンで多いのは、SOSを出さず（出せず）、支援を受けないで、〝玉砕〟するパターンだという。「あらかじめわかっていたら支援のしようもあったのに、就労支援を利用するということも知らされていなくて、そんな発想もなかったんだと思います。一度失敗してからの再就労支援はとても難しいです」と言われたことが耳に残っている。

かつてSOSを出して支援者に相談し、成果が出たかどうかはともかくも、それなりにSOSを受け止めてもらっていれば、当事者の中では支援の〝門戸は開いたまま〟なのである。反対に、受け止めてもらう段階で失敗体験になっていれば、心の中で〝門戸は固く閉ざされている〟のである。

発達障害の困難さは年齢やライフステージより異なってくる。社会との関係性の中で実際の障害は生起するからである。ある年代で大丈夫であっても次に壁にぶつかるということも少なくない。

一年生の壁、十歳の壁、義務教育終了後の壁、就労の壁、など枚挙にいとまがない。

幸い、筆者のセンターは十八歳未満までの相談が可能である。八年ぶりの来所などザラである。前回は幼児期の療育だったが、今回は中学卒業後の進路相談という具合である。

「困ったらまた相談に行こうかなあ」と思ってもらえるような余韻が何より大事である。間違っても喧嘩別れのようになると「あんなところ二度といくか」になってしまう。病気の場合は他の診察先の選択肢があっても、発達支援の相談先は少ない。それだけに支援者は謙虚な姿勢でいたい。医師にすればたくさんいる患者の一人かもしれないが、患者にとっては一期一会なのである。

もちろん、年齢によって相談対象が決まっていて、年齢が上がると相談ができなくなる福祉機関も少なくない。当センターもそうなっている。そんな時でも、すでに述べたように相談に行ったことがトラウマになってなければ、地域と年齢に応じた相談先を探し当てることは不可能ではなかろう。

医療機関は年齢制限が比較的緩いので、伴走役は果たしやすいかもしれない。でも、発達障害に限らず、小児科から成人期診療科へのトランジションやバトンタッチは時代の趨勢である。

そのことについて、最後に触れる。

（5）成人診療科へのトランジション

これまで述べてきたように、いつか支援から足を洗ってもらえるような支援をしているつもりだが、そうもいかない場合もある。第7章（96頁）で述べたことと少し重複するが述べてみたい。

筆者の場合、十八歳以降でバトンタッチしているのは、薬の処方が引き続き必要な場合と、障害基礎年金など医師による診断書が必要な時である。依頼先のほとんどは、市内の精神科クリニックや病院である。住んでいる場所や利用者の意向も聞いて、どこに移ってもらうかを決めてもらう。

バトンタッチの時期が見えてきたら、心の準備をしてもらう。長年付き合っていると、お別れにもお互いに用意が必要である。いきなり断ち切ることの弊害は言うまでもなかろう。

具体的には十六歳後半くらいから、十八歳を過ぎたら別の機関ということを伝えておく。市の条例で利用年齢が決まっていることもあり、移行自体で揉めることはほとんどない。

前にも述べたように、療育センターの外来は十〜二十分くらいの診察時間があり、比較的ゆったりしている。診察の後に、必要があれば看護師やSWと話すこともできる。でもこれは経営の心配があまりないからであって、保険診療だけのクリニックでは、患者さんもぎっしりで、診察時間もタイトである。時間感覚も含め、診療の雰囲気が〝小児科仕様〟から〝成人科仕様〟に変わることは伝えておきたい。そうでないと、いきなりびっくりしてしまうだろうと思うからである。

もしじっくりとした相談時間が必要な場合は、医療以外の相談機関を案内することもある。横須賀だと障害者相談サポートセンターという名称で市内に数カ所設置されている。基幹相談支援センターがそういった相談全般を担っている自治体もあるかもしれない。

実際の移行に当たっては、十八歳未満の最後の外来で診療情報提供書をお渡しする。紹介先については、それより前の外来で選択肢をいくつか提示し、それほど多くないので、最後の外来では決まっていることがほとんどである。紹介先は市内のクリニックのうちよくお願いする三箇所がほとんどで、その中でも懇意にしてもらっている一箇所に大多数をお願いしている。

ただ、紹介先との相性もあるので、実際に行ってみて他所を希望される場合は、連絡をもらえれば、別機関宛の診療情報提供書を再度交付するようにしている。

中には慎重な人がいる。当センターを卒業してから移行するのではなく、一～二年前の十六歳くらいからお試しで移行したい、もしそこが難しければ、当センターが使えるうちにもう一度相談したいと言うのである。実は当市の精神科は十六歳と十八歳だと門戸が多少違うのであるが、紹介先に確認をしてもらって（利用者に問い合わせてもらうことが多い）、先方で許可が降りたら、そのように少し早めの移行もしている。受け皿の問題がなければ、これも一つの方法である。

公的診断書などでの移行は制度上やむをえないが、薬物療法が終わらなくて移行する場合は、筆者の力量も顧みて、忸怩たる思いで診療情報提供書をお渡しする。次のクリニックでは無事に薬物療法から足を洗ってくれることを祈るような思いである。

コラム

発達障害を専門に支援する医師になるには

それぞれの立場から発達障害の診療や支援をしてもらうために、本書では支援全般について述べてきた。その中からピックアップしていただけると嬉しい。一方“この道一筋”でやっていきたいと思っている方々に向け、筆者の経験と私見を追加で述べてみたい。

医師の場合、スタートは小児科でも精神科でも良いと思う。リハ科からの場合もある。最終的にはそれぞれの要素を少しずつ知っておくと良い。筆者は小児科から小児神経に進み、精神科は自学自習と師匠から、リハは療育センターのスタッフから学んできた。

小児科の強みは乳幼児健診などを通じて培った定型発達像と小児コモンディジーズへのスキルであろう。精神科の強みは統合失調症など思春期で発症する精神疾患を知っていること、リハ科の強みは身体へのアプローチだろう。

愛着形成、マルトリートメント、トラウマの知識も不可欠である。発達障害の専門支援者も“ミックスジュース”となるように、いろいろと学ぶ必要がある。繰り返すが、検査で原因を探索して、治癒に向け治療に乗せていくという医療モデルでは、支援は限定的になる。ケースワークの発想やスキルを学び、それぞれに見合った社会参加を目指す視点も不可欠である。

トレーニングについては本書のコラムや前著『発達障害支援のコツ』でも述べた。支援の全体を知ること、“ミックスジュース”“青汁”のアセスメントと支援ができること、何よりチームの一員として振舞えること、これらが“この道一筋“に必須である。

筆者は職責柄、地域支援全般に目配りをする必要があるので、広く浅くでも一通りの状態には対応できるように修行を続けている。でも本当はカナー型とアスペルガーの支援がストライクゾーンである。それぞれの立場で自分のストライクゾーンを深掘りしつつ、広範な支援スキルを獲得して頂ければ嬉しい。これはどの科でも同じであろう。

あとがき

この年末年始も家に引きこもって本書の執筆に没頭した。コロナ前に近い人混みとオミクロン株の襲来に戦々恐々としている。感染すると厄介なので、引きこもりは筆者にとって最良の対処行動であった。これが出版される頃には、世界中に平和な毎日が戻っていること祈るばかりである。

前著『発達障害のある子育て』（岩崎学術出版社）は保護者向けであったが、今回は医師向けである。発達支援における医師の役割は限定的で、支援の中心にいるべきでもないと思っている。でも現実は必ずしもそうではなく、医師というだけで重んじられるような状況もある。そうであるならば、支援の中身ももう少しちゃんとしてほしいと思い、いろいろと書き散らかした次第である。

〝手引き〟と銘打ったが、もとよりマニュアル的なものは意図していない。結果的に筆者の取り組みばかりとなったが、多様な支援の一つとして参考にしていただければ幸いである。

地域における発達障害支援についても触れたので、医師以外の支援者の皆様にも参考にしていただければなお嬉しい。

本書のきっかけは、縁あって陪席に来ている医師たちである。筆者は五十代前半だが、若手の気分がいつまでも抜けない。でも、医師になって四半世紀が経ち、横須賀での支援も十五年目に入っている。それなりに積んできた経験を後進に渡していく時期に差し掛かっているのかもしれない。

コロナ禍での組織マネージメントは、心身いずれの消耗も激しく、本業である外来診療のレベルを落とさないようにと必死であった。でも、後進の育成も本業の一つと考えて、密にならないよう何とか陪席を維持してきた。そこで日頃から伝えていることが内容のほとんどである。

本書は岩崎学術出版社から五冊目の単著である。本当にありがたいことである。そしてここでも、これまでと同様にあちこちの支援を参考にしている。特に横須賀市療育相談センターの全スタッフと、出会ってきたケースの方々に心より御礼を申し上げたい。昨夏の第五波の渦中で沈没しそうになっていた筆者を支えてくださった鹿児島の恩師と福岡の同僚、そして家族にも感謝したい。

今回もまた長谷川純さんのお力をいただいた。併せて深謝申し上げたい。

二〇二二年一月三日

広瀬　宏之

著者略歴

広瀬宏之（ひろせ　ひろゆき）

1969年　東京に生まれる

1995年　東京大学医学部医学科卒業

1995～1996年　東京大学医学部附属病院小児科

1996～1999年　千葉徳洲会病院小児科

1999～2003年　東京大学大学院医学系研究科生殖・発達・加齢医学専攻

2003～2007年　国立成育医療センターこころの診療部発達心理科

2006～2007年　フィラデルフィア小児病院児童精神科

2007～2008年　横須賀市療育相談センター開設準備室長

2008年～　横須賀市療育相談センター所長

2015年～　放送大学客員准教授（兼務）

「精神医学特論」「精神疾患とその治療」担当

著書

「もしかして、アスペルガー？」と思ったら読む本（永岡書店）

「ウチの子、発達障害かも？」と思ったら最初に読む本（永岡書店）

発達障害支援のコツ（岩崎学術出版社）

発達・子育て相談のコツ―小児精神・神経科医の100問・100答（岩崎学術出版社）

発達障害支援の実際―実例から学ぶダイアローグのコツ（岩崎学術出版社）

発達障害のある子育て―家族で支える・家族を支える（岩崎学術出版社）

共著

療育技法マニュアル第18集　発達障害とのかかわり（小児療育相談センター）

精神疾患とその治療（放送大学教育振興会）

改訂新訂　精神医学特論（放送大学教育振興会）　ほか多数

翻訳・監訳

S.グリーンスパン　自閉症のDIR治療プログラム（創元社）

S.グリーンスパン　ADHDの子どもを育む（創元社）

S.グリーンスパン　こころの病への発達論的アプローチ（創元社）

発達障害診療の手引き
―地域支援で医師にできること―
ISBN978-4-7533-1199-6

著者
広瀬宏之

2022年4月15日　第1刷発行

印刷・製本　(株)太平印刷社

発行所　(株)岩崎学術出版社　〒101-0062 東京都千代田区神田駿河台 3-6-1
発行者　杉田啓三
電話 03(5577)6817　FAX 03(5577)6837